AF450427

MÉMOIRES

PHYSIOLOGIQUES

ET

D'HISTOIRE NATURELLE.

TOME SECOND.

MÉMOIRES

PHYSIOLOGIQUES

ET

D'HISTOIRE NATURELLE,

PAR Mʳ Étienne J. P. HOUSSET,

Docteur en Médecine de l'Université de Montpellier ; de la Société Royale de Médecine de Paris, premier Médecin des Hôpitaux d'Auxerre & de la Généralité de Bourgogne, pour les Épidémies, Membre de plusieurs Académies & Sociétés Royales, &c.

TOME SECOND.

**

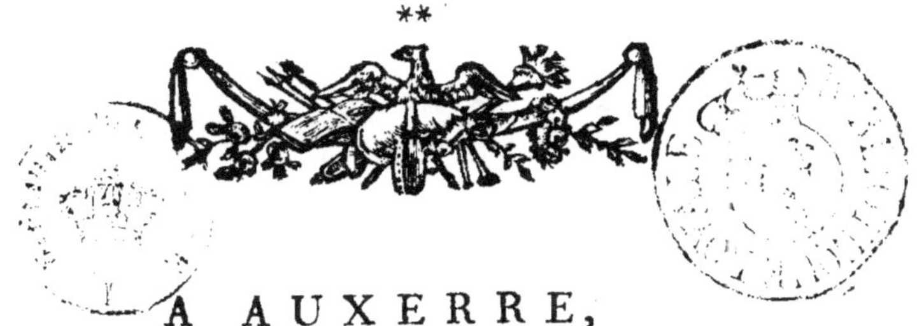

A AUXERRE,

De l'Imprimerie de LAURENT FOURNIER.

Et se vend à PARIS,

Chez { MÉQUIGNON, l'aîné, Rue des Cordeliers.
THÉOPHILE BARROIS, Quai des Augustins.
ROYEZ, Quai des Augustins.

M. DCC. LXXXVII.

Avec Approbation & Privilege du Roi.

MÉMOIRE VI.

THÉORIE DE L'ÉPILEPSIE.

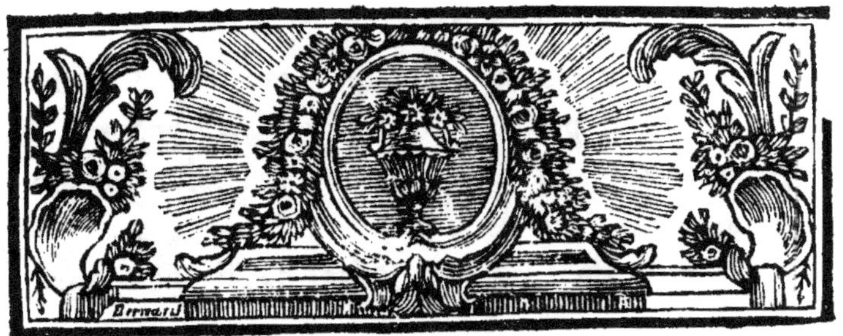

MÉMOIRE VI.

THÉORIE DE L'ÉPILEPSIE.

Quel est le siége de l'Épilepsie ? Quelle est la cause immédiate des convulsions ? Quelle est leur différence en partielles & en totales ? Quelle est la cause de l'épilepsie pituiteuse établie par le divin Hippocrate ? Quel résultat peut-on tirer des expériences de M. Saillant, faites sur des chevaux, & qui ont été suivies des mêmes effets que celles d'Hippocrate & les miennes ? Quelle liqueur convient-il d'injecter pour obtenir les effets de l'épilepsie que Hippocrate suppose ? Comment l'air peut-il se produire en masse dans la circulation ? Comment peut-il produire l'épilepsie froide ? Comment peut-on expliquer l'épilepsie provenant d'abcès au cerveau,

léſion de membranes & corps étrangers ? Les phénomènes que préſente l'épilepſie ne ſe rapportent-ils
point à ce que j'ai avancé que l'irritabilité eſt produite par le ſang & le fluide nerveux, ce qui ferait
ſoupçonner qu'il y a deux ſortes d'épilepſie, la ner-
veuſe & la ſanguine.

Telles ſont les queſtions que M. Saillant, célèbre
Médecin de Paris, bien connu par ſon zèle & ſes
travaux, veut bien ſoumettre à ma déciſion. Elles
formeraient la matière d'un volume de diſſertations,
& cependant je vais me renfermer dans les bornes
d'un Mémoire. Etre au centre des lumières, avoir
les connaiſſances néceſſaires pour réſoudre les pro-
blèmes les plus difficiles, & s'adreſſer à un atôme
de la république des lettres, c'eſt en vérité mettre
la modeſtie en défaut ; j'avouerai même qu'il n'y
a que le déſir ſincère de ſatisfaire M. Saillant, &
de répondre à la confiance dont il veut bien m'honorer, qui puiſſe me déterminer à éclaircir ſes doutes
ſur les objets qu'il me propoſe. Je lui répondrai donc
le plus briévement poſſible, & je n'avancerai rien
qui ne ſoit fondé ſur l'expérience & l'obſervation.

Quel eſt le ſiége de l'épilepſie ? Le cerveau, quand
cette maladie eſt idiopathique, & les organes renfermés dans les autres cavités, quand elle eſt ſymptomatique ou accidentelle ? La première aſſertion eſt
reconnue vraie par les Médecins anciens & modernes :
les ſymptomes qui l'accompagnent fréquemment ré-

pétés, démontrent un dérangement local qui ne peut être attribué à un autre organe qu'au cerveau, au lieu que dans les deux autres espèces, quoique les symptomes principaux qu'elles développent, soient les mêmes que ceux de l'idiopatique, on les voit précédés d'accidens évidens ou cachés qui ne doivent point en imposer à un Médecin attentif & intelligent: d'ailleurs l'ouverture des cadavres épileptiques fait connaître, autant qu'il est possible, que cette affection n'est pas *une*, qu'elle est au contraire variée relativement aux organes viciés & aux corps étrangers trouvés dans d'autres parties que dans le cerveau, quoiqu'on puisse assurer comme un point de doctrine incontestable que les épilepsies symptomatique & accidentelle ne se déclarent jamais sans une mauvaise disposition du viscère ci-dessus mentionné, siège de l'idiopathique & de l'héréditaire.

Si nous désirions mettre en évidence notre sentiment, nous rapellerions les histoires d'épilepsies produites par les vers, par la suppression des règles, par les douleurs de l'estomac que l'abondance des humeurs aigres ou âcres, des vents, des glaires, ou bien un sang épais qui circule difficilement, irritent & fatiguent ; par les coliques stomachales & intestinales, par la goutte, le virus vénérien, l'humeur dartreuse, écrouelleuse, les cautères supprimés, la suppression de l'insensible transpiration, & la métastase d'autres humeurs logées dans des endroits éloignés des viscères principaux, ou qui s'échappaient par différens conduits à la décharge de la masse du sang, & en faveur du libre exercice des fonctions: nous ferions voir en même tems que les différentes passions de l'ame, la mauvaise organisation du cerveau, les vices dont nous héritons de nos parens, la délicatesse générale des solides, le lait de mauvaise qualité qui sert d'aliment à l'enfant les deux prémières années de sa vie, les frayeurs qu'une mère a eues pendant sa grossesse, la dentition, la manière dure avec laquelle quelques pères & mères élèvent ces rejettons tendres & délicats, les coups qu'ils leur donnent, les chûtes fréquentes qui suivent les premiers pas d'un enfant, sont autant de causes de l'épilepsie idiopathique très-difficile à traiter & à guérir, si les remèdes ne sont administrés que dans l'âge adulte. La profondeur de ses racines est en raison de son ancienneté. Par ce tableau raccourci, nous ferions connaître la différence qui se trouve entre les épilepsies idiopathique & symptomatique qui exigent des traitemens différens.

Quelle est la cause immédiate des convulsions? Il est bien surprenant qu'ayant fait des expériences sur le cerveau pour déterminer l'endroit où commence la sensibilité dans ce viscère, qu'ayant démontré d'une manière incontestable l'origine des convulsions, leurs progrès & leurs différences en partielles & en totales, il se soit écoulé trente années ſans qu'aucun Médecin & Phyſiologiſte que M.Saillant n'y ait fait attention, tandis que ces opérations & tentatives, de la manière dont elles ont réuſſi, doivent ſaiſir les eſprits les plus prévenus, & faire tirer des concluſions, tant dans l'opération du trépan, & traitement de vices du cerveau, que dans la recherche de l'origine & de la cauſe des convulſions & des maladies nerveuſes dont le nombre eſt des plus conſidérables ; on peut dire qu'elles jouent un très-grand rôle dans la médecine : c'eſt pourquoi les connaiſſances que j'ai données en bref ſur cet objet important, ne devaient point être négligées comme elles l'ont été ; ce qui prouve évidemment que les ouvrages d'un grand homme, d'un ſavant célèbre, fixent totalement l'attention ; que les écrits qu'il réunit aux ſiens, quelqu'intéreſſans qu'ils ſoient, & quoique pouvant devenir la baſe d'une nouvelle doctrine, ſont éclipſés par la réputation de l'auteur principal ; c'eſt pourquoi, puiſque M. Saillant m'a mis ſur la voie, il conviendra avec moi que mes découvertes ſur la convulſibilité, ſont auſſi importantes dans l'art de guérir, que celles ſur l'irritabilité, qui ont fait tant d'honneur à M. Haller : cet auteur avec qui j'ai enttretenu une correſpondance ſuivie pendant 24 ans, avoue dans une de ſes lettres, que mes expériences ſur la convulſibilité ont leur prix original.

Mais pour revenir à l'objet qui nous occupe, je dirai que les épilepſies héréditaire & idiopathique ayant leur fiège dans le cerveau, ne doivent reconnaître, d'après mes expériences, d'autre caufe que la léfion des parties fituées dans la bafe de cet organe partagé en deux hémifphères, en partant des corps cannelés jufqu'à la moëlle épinière, fiége des convulfions totales, fuivies prefque toujours de la mort du fujet, fur-tout quand on la bleffe ou qu'on la coupe dans fa partie fupérieure.

Or les corps cannelés, les couches des nerfs optiques, & le principe des autres nerfs ne peuvent être attaqués fans produire des convulfions partielles, c'eft-à-dire, qui ne s'étendent que dans les endroits où fe répandent ces nerfs principaux : quand vous attaquez la moëlle allongée dans fa partie fupérieure, les mouvemens convulfifs & les convulfions s'étendent fur toutes les parties mufculeufes de la tête ; les yeux font fixés & dans un état contre nature ; fi vous avancez votre inftrument ou un corps étranger dans le centre, ou au‑delà de ce corps médullaire entièrement nerveux, les mouvemens convulfifs & les convulfions s'emparent de la tête, de la poitrine & des mufcles extérieurs de cette grande cavité, & fi vous pouffez plus loin l'irritation, à l'inftant tout le corps fe reffent de la violence faite à la moëlle épinière ; alors les mouvemens convulfifs & les convulfions, de partielles qu'elles étaient, deviennent totales ; le fujet de l'expérience furvit quelques minutes à cette tentative, & son arrêt de mort est irrévocablement exécuté.

Il n'en est pas tout-à-fait de même de la léfion de la moëlle épinière vers les vertèbres des lombes; elle caufe feulement une paralyfie dans les parties & extrémités inférieures de la machine, ainfi que l'expérience nous l'a appris dans des perfonnes dont on ne pouvait rapporter le trifte état d'immobilité & de paralyfie partielles, qu'à des caufes évidentes qui avaient frappé la moëlle de l'épine.

D'après ces notions, nous pouvons conclure, 1°. que le fiége des mouvemens convulfifs est dans la bafe du cerveau, c'est-à-dire, la moëlle allongée & celle de l'épine, que la première produit les convulfions partielles & l'autre les convulfions totales, à moins que fa bleffure ne fe faffe que dans fa partie inférieure. 2°. Que la caufe de ces convulfions est la léfion phyfique & méchanique de ce corps médullaire, continué depuis les corps cannelés jufqu'au bout de l'os facrum.

Mais comme la bleffure méchanique ne regarde que l'expérience que l'on fait pour s'affurer de la vérité de la chofe que l'on veut découvrir, il faut chercher des caufes cachées qui produifent le même effet que les évidentes, & dont on puiffe, fans rifque de fe tromper, affurer l'exiftence; or il en est trois inconteftables, parce qu'elles font démontrées par l'analogie, par l'ouverture des cadavres & par l'effet des remèdes employés pour les combattre.

Les caufes que l'on doit reconnaître dans l'épilepfie pituiteufe d'Hippocrate font la pituite épaiffe, accumulée dans le cerveau trop relâché, le fang trop abondant & trop groffier qui remplit les vaiffeaux dont eft formé ce réfeau admirable qu'on remarque vers la felle turchique, réfeau réfultant des artéres vertébrale & carotide interne ; le refferrement du cerveau dans fa bafe ; enfin les corps étrangers qui s'y font introduits ou qui s'y font formés par eux-mêmes.

Toutes ces caufes féparées ou réunies confpirent à comprimer les corps cannelés, les couches des nerfs optiques, & tout l'enfemble des nerfs dont eft compofée la moëlle allongée : la compreffion de cette portion du cerveau eft par conféquent la caufe immédiate de l'épylepfie.

Nous admettons donc quatre fortes d'épilepfie ; la pituiteufe d'Hippocrate, produite par le relâchement du cerveau & la férofité répandue dans les ventricules ; la fanguine, vraie pléthore qui fe traite différemment de la première ; la conftrictive, épilepfie sèche, rarement fuivie de bave, qui a tous les fymptomes d'une maladie fort commune à laquelle on a donné le nom de vapeurs, que l'on fait diffiper par les mêmes moyens, fauf le retour des paroxifmes; enfin les ulcères, les fquirres, abcès & préfence des corps étrangers qui font formés dans ce vifcère.

Si nous recherchons maintenant les caufes éloignées de ces épilepfies, outre le défaut de tranfpiration & fon excès, nous avons l'abondance des fueurs, les peines d'efprit, les chagrins, les peurs fubites, l'épaifliffement du fang, des humeurs, foit qu'il dépende de la conftitution naturelle du fujet; foit qu'il foit produit par la mauvaife qualité des alimens, foit que les variations de l'air, fon changement fubit d'un grand chaud à un froid exceffif, ayent difpofé le cerveau à cet état contre nature, foit enfin que des corps étrangers fe foient formés dans le corps de ce vifcère, & caufé par fuite la compreffion fur les parties que j'ai affignées comme fiége des convulfions.

Nous avons dit que les caufes des épilepfies fymptomatiques réfidaient dans tout autre endroit que le cerveau, elles ont cela de commun avec d'autres maladies, dont la caufe n'eft point dans l'organe fpécialement affecté; ainfi nous voyons des pulmonies fymptomatiques, des pleuréfies & péripneumonies de la même claffe, qu'on ne détruit qu'en attaquant efficacement la putridité qui en eft le germe, dont le fiége eft dans des organes du bas-ventre, & dans les voies du chyle.

Par ce que nous venons de dire, nous avons fait connaître le fiége de l'épilepfie, la caufe immédiate ou procatartique des convulfions & mouvemens convulfifs, leur différence & la caufe de l'épilepfie pituiteufe d'Hippocrate. Voyons maintenant quel réfultat nous pouvons tirer des obfervations de ce Médecin, de celles de M. Saillant, & des nôtres.

Le père de la Médecine n'étant point inftruit de la circulation du fang, découverte en 1666 par l'immortel Harvey, Anglais, n'avait d'autre doctrine que celle qui s'eft tranfmife de fiècle en fiècle, par laquelle il était établi que le fang partait du cœur pour fe porter aux extrêmités, & de celles-ci fe rendait au cœur, à-peu-près comme l'on voit les eaux de la mer fe retirer du rivage, le laiffer à fec, fe porter vers des lieux lointains, furcharger la maffe des eaux pendant une partie du jour, tandis que l'autre partie eft employée au retour de ces eaux vers les rivage; c'eft ce que l'on appelle *marée,* autrement flux & reflux, auffi réglé que l'eft le cours apparent du foleil; & comme ce grand Médecin était perfuadé qu'il s'introduifait dans les vaiffeaux un certain volume d'air qui entretenait la fluidité du fang, il s'imaginait que tout allait bien, quand cet élément ne paffait pas les bornes que la nature lui avait prefcrites; mais que fi des vaiffeaux il pénétrait dans quelque cavité, ou bien s'ils ne l'admettaient pas pour entretenir & pour augmenter fa fluidité, son séjour devenait préjudiciable, & occasionnait des maladies plus ou moins graves : en conséquence de ce système, il s'imagina que si l'air rompait les barrières qu'offraient les veines supérieures qu'il appelle *caves*, ou qu'elles en fussent privées pour se répandre dans le cerveau, il causait une motion qui s'étendait jusques dans les membres ; delà naissaient les symptomes de l'épilepsie, comme on peut le voir dans ces paroles : *Aër verò qui ad venas pervenit, cerebrum subiens, ad ventriculos accedit, sicque intelligentiam & motionem membris præbet. Quarè ubi pituita à venis aërem incluserit, eumque minimè admiserint, voce defectum & minimè intelligentem efficiunt.* Il confirme sa manière de penser par une raison qui fait sentir que la présence de l'air est nécessaire pour une bonne circulation qu'il ne connaissait pas : *Manus autem ad motionem impotentes redduntur & contrahuntur, sanguine conquiescente, neque ut consuevit diffuso, oculi pervertuntur, cum venæ aëre excluduntur & contorquentur.* Un peu plus haut il dit que la voix manque, quand la pituite se portant tout-à-coup dans les veines dans le tems que la respiration est interceptée, & lorsqu'elle est privée d'air, ne se répand point dans le cerveau, ni dans les veines caves, ni dans les ventricules : *Vox quidem deficit, ubi pituita de repente in venas subiens, spiratione interceptâ, aërem excluserit; neque in cerebrum, neque in venas cavas, neque in ventriculos receperit.* Tout ce qui

vient d'être dit & rapporté est relatif à son systême
sur le cours de l'air atmosphérique destiné à rafraîchir la masse du sang, la colorier, entretenir la
respiration, soutenir le ton des viscères dans l'exercice
de leurs fonctions, & entretenir une excellente transpiration; j'en rapporterai le texte, parce qu'il devient
intéressant dans la matière que nous traitons. *Cum
enim spiritum ore & naribus homo accipiat, primum
quidem cerebrum petit, deindè magnâ ex parte in
ventriculum fertur, pars quidem ad pulmones, pars
etiam ad venas, indeque per venas ad reliquas partes
dispergitur.* Voilà une théorie du cours de l'air dans
le cerveau par les narines, dans la poitrine par la
voie de la trachée-artère, dans l'estomac par l'œso-
phage, & de l'estomac dans les autres parties, c'est-
à-dire dans les vaisseaux chyleux, sanguins & lymphatiques qui, étendant leur empire dans toutes les
plus petites parties du corps, y transmettent l'air,
cet élément subtil qui pénètre tous les corps avec
une vivacité incroyable.

Cette doctrine une fois bien établie, Hippocrate
admettait deux causes de l'épilepsie par l'influence
de l'air; la première, quand il ne s'introduisait pas
dans les vaisseaux, & qu'il séjournait dans les ventricules du cerveau; la seconde, lorsque la pituite
pénétrante dans les veines, était dépourvue de la
quantité d'air qui lui est nécessaire pour circuler
comme il convient, avec le sang. Telles sont les

causes

caufes de l'épilepfie ordinaire qui n'eft point accompagnée de calcitration, qui n'arrive que dans les cas
où l'air eft emprifonné dans les membres, & qu'il
ne peut pas fortir des vaiffeaux à caufe de la pituite
froide qui l'enchaîne, d'où réfultent, felon notre
Auteur, la convulfion & la douleur qui déterminent
la calcitration, fymptome de l'épilepfie peu commun;
c'eft ce qu'on doit inférer du texte latin que je vais
rapporter. *Pedibus autem calcitrat, cum aër in membris interclufus, foras præ pituitâ emergere non valet;
& cum fanguine furfum ac deorfum impetu delatus,
convulfionem & dolorem infert, ideoque calcitrat,
atque hæc quidem omnia patitur, cum pituita frigida
in fanguinem calidum defluens, eum fiftit & refrigerat;
& fi quidem fluxio copiofa & craffa fuerit, ftatim
necat.*

L'air renfermé dans la pituite, & celle-ci dépouillée de cet agent, l'un des principaux de l'action
du fang, font donc la caufe procatartique de la
calcitration & de la mort de l'animal épileptique :
c'eft pourquoi fi l'air joue fon rôle & produit l'épilepfie, lorfque féparé de la pituite, il fe répand
dans les ventricules du cerveau, ou qu'il ne s'introduit pas dans les vaiffeaux, la lymphe caufe la
même maladie, quand elle eft dépourvue d'air, ou
qu'elle retient cet élément tellement bridé, qu'il
ne peut s'échapper pour être rafraîchi. Dans toutes
ces circonftances, l'épilepfie pituiteufe d'Hippocrate

doit avoir lieu ; on la nomme ainſi, parce qu'il reconnaît que la pituite chargée ou dépouillée d'air,
eſt l'actrice principale dans les ſcènes fâcheuſes qui
rendent l'état de l'épileptique ſi digne de compaſſion.

L'interpoſition de l'air dans les globules du ſang
n'eſt donc pas la ſeule cauſe procatartique qu'ait
adoptée Hippocrate ; il en admet une autre auſſi eſſentielle, le défaut d'admiſſion d'air dans les veines,
charroyé par la pituite, qui ſeul s'introduit dans les
veines ou vaiſſeaux ſanguins, c'eſt-à-dire, les veines
caves & leurs ramifications, comme on peut s'en
aſſurer dans les paſſages que j'ai rapportés ; il eſt
vrai que le phénomène de la calcitration n'eſt due,
ſelon ce Prince des Médecins, qu'à l'air qui n'a pu
ſe dégager de la lymphe qui l'a retenu par des liens
difficiles à rompre.

Mais ſi nous voulons tirer tout le parti poſſible de
la théorie de notre Auteur, nous dirons que l'épanchement de l'air dans les ventricules du cerveau
forme un corps qui, peſant ſur la baſe du cerveau,
c'eſt-à-dire, ſur les corps cannelés, les couches des
nerfs optiques, & par ſuite ſur les nerfs de la moëlle
allongée &c., développe les ſymptomes de l'épilepſie,
plus ou moins conſidérables, plus ou moins funeſtes,
ſelon le degré de peſanteur de ce fluide, comme le
ferait un corps grave, attendu que tous les corpuſ-
cules de cet élément réunis, quoique légers par
eux-mêmes, agiſſent de deux manières, comme ſo-

lides & comme raréfiés par la chaleur du fang. Cette théorie dont Hippocrate ne parlait que par rapport à la fenfibilité générale du cerveau, que tous les Phifiologiftes, Anatomiftes & Chirurgiens admettaient jufqu'à l'époque de mes expériences, fe rapporte aux effets des convulfions qui furviennent après la léfion des corps cannelés, de la moëlle allongée & de l'épinière ; léfion qui, relativement au point des moëlles bleffées, produit tantôt une convulfion partielle, tantôt une totale, & enfin la mort ; ou bien encore la paralyfie, comme l'obfervation me l'a confirmé dans des perfonnes qui, en bas âge ou couchées fur la terre pour fe rafraîchir, avaient été furprifes par le froid dans le corps de la moëlle de l'épine lombaire. Il ne s'agit donc plus maintenant que de parler des expériences de M. Saillant & des miennes pour établir folidement la théorie de l'épilepfie, fous quelque forme qu'elle fe préfente, & d'après les notions que nous ont laiffées les découvertes de la circulation du fang & de l'infenfible tranfpiration.

M. Saillant me dit qu'il eft très - perfuadé avec les Auteurs anciens & modernes, que le cerveau eft le fiége de l'épilepfie, qu'il était dans cette perfuafion, « lorfqu'il a tenté une multitude de moyens » pour caufer des convulfions ; en irritant foit avec » des inftrumens, foit avec des liqueurs corrofives, » les membranes, le cerveau & fes différentes par-

» ties; qu'il a observé les mêmes réſultats que moi;
» c'eſt-à-dire, aucune marque d'irritabilité, de mou-
» vemens convulſifs, ſi ce n'eſt en touchant la moëlle
» allongée, ce qui alors préſentait quelques convul-
» ſions & une prompte mort. Il ajoute que c'eſt
» ſur des chevaux qu'il a fait ſes expériences, en
» injeƈtant les ventricules avec une liqueur forte-
» ment impregnée d'acide vitriolique ou d'alkali
» volatil, qu'il a obtenu un galop précipité; mais
» dont la régularité ne préſentait point un état con-
» vulſif, ſeulement un effet naturel de l'animal pour
» fuir la mort & conſerver ſa vie dont le principe
» était attaqué. » Il paraiſſait en effet que ces liqueurs
avaient pénétré juſqu'à la moëlle allongée; car l'animal renverſé, M. Saillant a paſſé le doigt dans les
ventricules, & obtenu des jambes les mêmes mouvemens que ceux du galop.

Ces expériences ſont ſuperbes, elles établiſſent
d'une manière inconteſtable, le défaut de ſenſibilité
du cerveau & de ſes membranes, au moins juſqu'aux
corps cannelés, puiſqu'elles confirment dans toute
leur étendue, celles que j'ai faites avec le plomb
dirigé par une aiguille d'emballeur dans la ſubſtance
de ce viſcère, ſans que je puiſſe ſçavoir où il ſe
logerait, ce que je n'ai découvert, qu'après avoir ſcié
le crâne & coupé le cerveau par feuillets, ayant *eu
le ſcrupule* de ne procéder à cette opération qu'après
avoir fait trancher la tête à l'animal, pour ne pas

déranger le corps étranger que je faifais pénétrer dans une fubftance molle : je me fers du terme de *fcrupule*, parce que des incrédules auraient pu s'imaginer que la moëlle du cerveau, corps mol, quoique confiftant, en admettant le morceau de plomb, n'aurait pas été propre à retenir dans un point fixe le folide que j'enfonçais, & qu'il aurait pu être déplacé, prétention facilement combattue par la réfiftance que préfentent les particules rameufes dont cet organe eft entièrement tiffu.

Mais pour s'affurer du fiège des convulfions & de l'épilepfie, M. Saillant a injecté (fans doute dans les jugulaires, ou bien dans la fubftance du cerveau) une liqueur fortement impregnée d'acide vitriolique ou d'alkali volatil : ces liqueurs font, il faut l'avouer, trop vives, corrodent, brûlent trop promptement les parties qu'elles touchent, & laiffent à peine le tems d'obferver les phénomènes qui réfultent de leur action; d'ailleurs elles fe répandent plus loin qu'on ne le voudrait, & dans des parties qu'on ne veut point éprouver; mais dont la bleffure excitant la douleur ferait attribuer à un organe la fenfibilité & la convulfion qui appartiendraient à une partie voifine ou adjacente. Les précautions qu'il était convenable de prendre & que j'ai indiquées, tant dans mes lettres imprimées avec les Mèmoires de M. Haller, que dans ma differtation fur les parties fenfibles & irritables, à laquelle eft joint mon Mémoire fur le traitement de l'épilepſie par les frictions mercurielles, ſuffiſent pour que les Phyſiologiſtes ne ſe ſervent que d'inſtrumens ſûrs & propres aux expériences qui conduiſent à la découverte des phénomènes de la nature & de la cauſe de certaines maladies.

Je ne ſuis donc point étonné, ſi M. Saillant n'a obſervé dans l'animal qu'un mouvement naturel qui lui faifait croire que *ſans mouvement convulſif*, le cheval ne cherchait qu'à éviter la mort; mais le galop précipité n'eſt-il pas lui-même un mouvement convulſif? & le renverſement de cet animal n'eſt-il pas une vraie convulſion devenue mouvement convulſif, quand l'Obſervateur a fait pénétrer ſon doigt dans les ventricules, & qu'il l'approchait de la moëlle allongée? Il a donc vérifié merveilleuſement mes tentatives ſur le point où commence la ſenſibilité dans le cerveau, & la convulſion; c'eſt effectivement dans cet endroit qu'eſt placé le principal tronc de la convulſibilité : la baſe ſeule du cerveau eſt ſenſible & convulſible, ainſi que la moëlle de l'épine juſqu'à l'extrêmité de l'os ſacrum, moëlle qui produit différentes eſpèces de maladies, ſelon les endroits bleſſés ou comprimés par les corps ſolides ou fluides environnans, & ſur-tout par l'air qui s'inſinue dans ce corps médullaire, altéré dans ſa qualité, trop incommode par ſon volume, faiſant fonction de corps dur par la réunion de ſes particules, quelque déliées qu'on les ſuppoſe.

M. Saillant a raison d'avancer que la lésion des corps cannelés & de la moëlle allongée ne produit que des convulsions partielles; nous avons dit plus haut que la blessure & compression des corps cannelés occasionnaient des mouvemens convulsifs dans les muscles de la tête, & spécialement dans ceux des yeux; que la lésion de la moëlle allongée étoit suivie de la convulsion & de mouvemens convulsifs non-seulement dans les muscles de la tête, mais encore dans ceux du thorax, que l'épine ne pouvait être attaquée, sans que ces mouvemens ne s'étendissent par tout le corps, & qu'ils ne fussent suivis de la mort du sujet de l'expérience : de-là résultent des vérités précieuses qui sans déterminer la cause des épilepsies idiopatiques, font cependant connaître quelles sont les parties blessées dans l'épilepsie passagère, quelle en est la gradation, pourquoi elle est sujette à des retours plus ou moins fréquens, plus ou moins fâcheux, & pourquoi cette cruelle maladie est souvent terminée par la mort.

Voyons maintenant si les dernières expériences de M. Saillant prouvent suffisamment l'existence de la cause que le divin Hippocrate a assignée comme devant faire naître cette maladie, & si l'on en peut retirer un résultat qui puisse s'accorder avec l'effet naturel. » Ce prince de la médecine, dit M. Saillant, paraît » seul avoir bien saisi cette maladie qu'il attribue » à l'interposition de l'air entre les globules du sang, » ce qui interrompt & gêne la respiration, la circu-

» lation, produit des effets violens & convulſifs pour
» rétablir l'harmonie & terminer l'accès. » Voulant
s'aſſurer de la vérité de cette belle aſſertion, M. Saillant s'eſt ſervi du même moyen que la nature
paraiſſait mettre en uſage ſuivant notre Auteur,
pour voir s'il retirerait de ſa tentative les mêmes
réſultats; l'expérience était effectivement des plus
aiſées à faire, « Il lui ſuffiſoit, comme il le dit fort
» bien, d'injecter de l'air dans la jugulaire, il l'a
» fait, le cheval a vacillé, a fait une lourde chûte,
» tourné la tête comme les épileptiques, jetté quel-
» ques hanniſſemens, la reſpiration s'eſt gênée, tous
» les muſcles ſont entrés en convulſion, le ventre
» s'eſt gonflé, il y a eu excrétion d'urine, de ſe-
» mence, de mucus des narines au lieu de bave; à
» cet état a ſuccedé le mouvement tonique au bout
» d'un quart-d'heure de l'injection; l'ouverture de
» ſon cadavre a préſenté une diſtenſion extraordi-
» naire des ventricules du cœur & de ſes oreillettes,
» une multitude de bulles d'air parvenues juſqu'aux
» plus petits vaiſſeaux des extrêmités, & ce qu'il y
» a de plus étonnant, & ce qui a induit en erreur
» la plupart des Anatomiſtes, tous les ventricules
» du cerveau étaient gorgés d'une quantité prodi-
» gieuſe de ſéroſités; d'où M. Saillant conclut
» qu'Hippocrate ſeul a connu comment ſe formait
» l'épilepſie, ou au moins quelques - unes de ſes
» eſpèces. »

Pour fçavoir fi cette belle expérience peut déterminer la caufe de l'épilepfie pituiteufe d'Hippocrate ,
il faut comparer ce qui s'eft opéré dans fes effets
avec ce que ce Médecin a obfervé fans expérience :
je les vois effectivement tous fe réunir pour nous
convaincre que la pituite eft la caufe d'une des efpèces
d'épilepfie , c'eft-à-dire, de la pituiteufe ci-deffus
mentionnée. Effectivement, par le fecours de l'introduction de l'air , notre Obfervateur a gonflé les
tuyaux fanguins, a obligé la pituite de fe féparer
des globules du fang; l'air a pris fa place , s'eft
injecté dans les tuyaux, comme les liqueurs fines
de Rhuisk. Cette pituite, mère nourricière du fang,
l'un de fes principes élémentaires , s'eft pricipitée
en grande quantité dans les ventricules du cerveau ;
cela ne pouvait être autrement, parce que l'air étant
un fluide plus pénétrant & plus délié que la lymphe ,
a obligé cette liqueur de lui céder la place : le fang
en a été furchargé ; delà vient la compreffion qui
s'eft faite fur le principe des nerfs : delà les fymptomes d'une épilepfie mortelle fans calcitration dans
les fujets de l'expérience; delà cette diffolution générale fuivie d'une prompte mort; ce qui ne pouvait
manquer d'arriver , parce que l'air avait gorgé le
cœur , avait non-feulement gêné, mais arrêté le cours
du fang dans les vaiffeaux artériels & veineux, remplis de cet élément qui par lui-même ne pouvait fe
dégager par aucun endroit. La mort a donc été caufée

par l'air, comme les symptomes de l'épilepsie par l'extravasation de l'humeur pituiteuse dans les ventricules du cerveau; si la bave n'a pas paru, s'il ne s'est manifesté qu'un mucus sorti des narines, si la calcitration désignée par Hippocrate n'a pas eu lieu, c'est que cette pituite ne s'était point encore amoncelée au point de blesser considérablement la moëlle allongée, qu'elle n'avait point fait la fonction de corps dur & pesant, qu'enfin on ne lui avait pas donné le tems d'exercer tout son empire, lorsque peu-à-peu amassée, elle comprime les corps cannelés, fatigue par son propre poids l'origine des nerfs qui forment la moëlle allongée; on lui voit jouer un rôle tout-à-fait contraire.

M. Saillant a fait une injection d'air, cet acte est précipité, toute la machine en est ébranlée, la mort suit bientôt l'opération, & produit bien d'autres effets que l'épilepsie ordinaire; d'ailleurs, il n'a point observé d'amas d'air dans les ventricules du cerveau; par conséquent ce fluide ne doit pas être regardé comme l'auteur de la maladie dont nous parlons; il ne le paraîtra point aussi comme introduit dans les vaisseaux, puisque sa présence n'a pas été suivie de la calcitration: d'ailleurs si l'interposition de l'air dont parle Hippocrate, incarcéré dans la pituite, était la cause de l'épilepsie pituiteuse, cet élément ne trouvant aucune issue pour sortir, faisant fonction de corps étranger dans le sang, interromprait la circulation d'autant plus sûrement, que son séjour serait plus grand & son logement plus étroit. Tout nous persuade donc que l'air renfermé dans les vaisseaux, n'est point la cause immédiate de l'épilepsie pituiteuse d'Hippocrate, ainsi qu'il se l'était imaginé. Je conviens maintenant que la pituite exposée à se séparer de la masse du sang, causera beaucoup de maladies relativement aux cavités, aux chairs & aux organes dans lesquels elle se jette; par exemple, l'hydrocéphale, l'épilepsie, la paralysie, l'apoplexie, & plusieurs affections comateuses ne doivent reconnaître d'autre cause, que la sérosité & la pituite grasse qui se versent dans les lobes, dans les ventricules du cerveau, dans les principes des nerfs, ou sur les dure & pie-mère qui enveloppent médiatement ou immédiatement cet organe insensible dans la plus grande partie, c'est-à-dire, jusqu'à sa base. Ces maladies sont diversifiées relativement au plus ou moins de pituite qui se sépare du sang, aux parties qu'elle comprime, & à ses qualités, ou glutineuses ou acrimonieuses, ou séreuses; c'est pourquoi l'épilepsie pituiteuse d'Hippocrate se déclarera, quand une pituite acrimonieuse plus abondante que d'ordinaire, blessera le principe des nerfs; sa présence & son action développeront les symptomes que l'on remarque dans cette cruelle maladie, & qui tous se trouvent expliqués de la manière la plus satisfaisante, lorsqu'on veut en rendre raison, tant par l'ouverture des cadavres, que par le caractère des accidens & la vertu des remèdes que l'on a employés jufqu'à ce jour pour la combattre avec le fuccès le plus décidé.

Il eft donc inutile de recourir à l'air comme premier moteur & caufe immédiate des paroxifmes épileptiques; l'on faifiroit même une idée fauffe, aifément démentie par l'impoffibilité où ferait le fang, circulant avec une rapidité furprenante, quoique réglé par le mouvement diaftolique & fiftolique du cœur, de retenir en maffe l'air continuellement agité par un corps plus confiftant qu'il ne l'eft; on pourrait tout au plus fe figurer qu'il fe répandrait en maffe dans les ventricules du cerveau, ou dans l'un des deux; mais dans cette hipothèfe, il n'y aurait aucun moyen de le dégager de la prifon qui lui fervirait de retraite, car l'air ne s'abforbe pas dans les vaiffeaux fanguins & lymphatiques, comme une liqueur qui fe divife & admet une infinité de fubdivifions; il faut qu'il foit mêlé intimement avec un fluide plus pefant que lui, compofé de parties rameufes, capables de l'enchaîner; fans cela, il refte dans la retraite que la nature lui affigne, pèfe fur les parties environnantes, ou bien les diftend en fe raréfiant : c'eft de ces deux manières que ce fluide fubtil s'introduifant dans le cerveau, ferait en état de bleffer les nerfs & de les tendre au point de produire l'épilepfie aërienne, prompte & de peu de durée; mais c'eft une chofe qu'on doit d'autant moins préfumer, que M. Saillant n'a obfervé dans l'ouverture de la tête des chevaux aucun veftige de l'impreffion de l'air fur la bafe du cerveau, ni aucun amas d'air dans les ventricules, ni apparence de bulles que forme cet élément, quand il eft renfermé. Il l'a trouvé réuni en très-grande quantité dans les ventricules du cœur extraordinairement diftendus ainfi que fes oreillettes, & dans les vaiffeaux qui en étoient chargés jufques dans leurs exttêmités les plus déliées; d'où l'on doit conclure que l'air, malgré l'injection forte faite dans les jugulaires, n'exerce pas fon action fur le cerveau, que l'épilepfie n'eft occafionnée que par la pituite qui fe fépare du fang; que la calcitration ne peut être attribuée qu'à l'abondance de la pituite qui caufe la plus forte compreffion fur les nerfs de la moëlle allongée à laquelle on rapporte tous les fymptomes remarqués avant l'ouverture du cadavre, tels la vacillation, la lourde chûte de l'animal, la gêne de la refpiration, la convulfion des mufcles, la tenfion du ventre, l'excrétion d'urine, de femence, du mucus des narines, le mouvement tonique, enfin la mort du fujet de l'expérience, fpécialement due à la diftenfion extraordinaire du cœur & de fes oreillettes par l'air injecté.

Mes obfervations, mes expériences & mon fentiment vont mettre cette matière dans un plus grand jour.

Le cerveau eft un corps mollaffe, compofé de parties d'une confiſtance graiſſeuſe, aſſemblage de fibres très-déliées, rameuſes, qui peuvent ſe réſoudre par un événement contre nature juſqu'à l'état de lymphe, même très-fluide ; ce qu'on n'a pas de peine à concevoir, puiſque les os dont la ſubſtance dure l'emporte ſur la ſolidité des autres parties du corps animal, éprouvent un pareil changement, & que d'un autre côté, il eſt des exemples d'une ſemblable cataſtrophe. Ce corps parfaitement organiſé & ſolide dans l'état de ſanté, eſt enveloppé par la dure & pie-mère ; celle-ci pénètre pour le moins dans la ſubſtance cendrée ou corticale, ainſi appellée, parce qu'elle eſt moins ſouple & tendre que l'eſt la médullaire ; elle s'inſinue irréguliérement & comme en ſerpentant, dans différens points de ſes lobes : cette poſition particulière n'eſt pas ſans deſſein de la part de l'Auteur de la nature qui a prévu dans la conſtruction & conſtitution des êtres, les inconvéniens qui pouvoient ſurvenir à l'occaſion de l'influence des corps ſolides & fluides environnans qui ſeraient capables de bleſſer ou d'altérer le cerveau dans ſa circonférence ; ce divin Créateur des êtres a formé cette membrane d'un tiſſu très-délié, n'a pas voulu qu'elle fût une enveloppe dont la ſurface fût réguliére, quoique liſſe & polie. Son deſſein devient évident à tout homme éclairé, en conſidérant les ſinuoſités variées dans leſquelles elle choiſit ſa retraite : on voit que cette forme eſt propre à éviter l'étendue des plaies du cerveau occaſionnées ſoit par les corps durs, soit par chûte, soit par des coups donnés à la tête, soit par blessures faites par des instrumens piquans ou tranchans, soit enfin par des liqueurs corrosives qui, par ce moyen précieux, s'insinueraient plus difficilement dans la substance médullaire, & par conséquent dans la moëlle allongée, la pie-mère est d'autant plus fine dans son tissu, que le cerveau est d'une consistance plus mollasse, & qu'elle est plus défendue par la dure-mère qui, tendre dans l'enfant, acquiert plus de fermeté a mesure que ce sujet avance en âge, & qu'il tend davantage à ne former qu'un seul corps avec le crâne, ce qui s'opère merveilleusement par le battement de l'artère carotide interne, dont les ramifications se voient sur la surface de cette grande enveloppe & les branches de la jugulaire qui fait fonction d'arrère : ces battemens subsistent, les mouvemens alternatifs qu'elles produisent, n'ont lieu que jusqu'à l'époque de la parfaite adhérence de la membrane mentionnée avec la boîte osseuse, parce qu'alors tous les solides qui entourent la substance du cerveau ont assez de fermeté pour résister à l'impression des corps étrangers & parer aux effets funestes qu'entraîneraient nécessairement leur trop grande pression & le fracas des os. L'enfant n'a pas besoin de cette précaution, parce que son crâne spongieux à deux tables, l'une interne & l'autre externe, peu sujettes à se fracturer, faciles à se plier ; on dirait qu'elles seraient élastiques, comparées à

celles de l'adulte dont l'intérieure se fracture aisément
dans le tems où l'extérieur paraît n'avoir point été
endommagée, ce qui donne naissance aux contre-
coups dont le traitement devient quelquefois si difficile.

D'après ces notions assez générales des protecteurs
assignés au viscère dont les fonctions doivent nous
occuper, nous pouvons assurer qu'il n'y a eu rien
de négligé de la part du grand Architecte pour le
mettre à l'abri des maladies dont il se trouve souvent
accablé, & qui causent la destruction de la machine;
mais en cela il a le sort commun à d'autres organes
dont l'action est liée à l'ordre économique de notre
corps, qui deviennent de même que lui, les artisans
de la mort à laquelle nous sommes condamnés. Faisons donc nos efforts pour connaître comment il
produit l'épilepsie que nous appellons idiopatique,
comme ayant son siége dans cet organe, afin de lui
opposer les armes les plus propres à la combattre dans
sa source.

Nous avons dit que la dure-mère était fortement
attachée au crâne dans l'adulte; son adhérence est si
considérable, qu'elle pratique sur la superficie intérieure de cette boîte, des enfoncemens dans lesquels
cette enveloppe se loge avec les vaisseaux qui les ont
formés à l'aide de leurs oscillations; elle fournit même
des portions de sa substance au péricrâne, par les petits
trous qu'on remarque dans les petits enfans, trous

qui

qui traverfent les deux tables , & qui s'effacent à
mefure que l'os devient plus folide , alors le diploë
eft moins large & moins fpongieux ; elle eft infenfible dans fa plus grande partie, c'eft-à-dire, dans
fes parties fupérieure & moyenne, ce qui eft prouvé &
même démontré par mes expériences confignées dans
des lettres que j'adreffais à M. Haller , & que ce
grand homme a bien voulu publier à la fuite de fon
Mémoire fynthétique ; elle eft fenfible vers la bafe
du cerveau, ce qui prouve deux vérités , la première ,
qu'elle reçoit dans cet endroit quelques filets nerveux ;
la feconde, que le diploë , fubftance fpongieufe qu'on
obferve entre les deux tables du crâne, eft fenfible ,
ce dont j'ai été pleinement convaincu dans les différentes opérations du trépan que j'ai fait pratiquer par
M. Briffet, Chirurgien d'Auxerre , fur plufieurs animaux. C'eft pourquoi il n'eft pas étonnant que cette
membrane infenfible à l'action du beurre d'anti-
moine, de l'huile de vitriol, des inftrumens piquans
& tranchans, ait parue fenfible lorfqu'on la compri-
mait fortement avec le doigt, ainfi que je l'ai annoncé,
parce que l'ébranlement que j'occafionnais dans cette
enveloppe commune du cerveau, fe communiquait à
fa bafe ou partie inférieure, d'où réfulte une objection
facile à réfoudre. On dira fans doute que le principe
des nerfs, la moëlle allongée envoyant quelques productions de nerfs à la dure-mère , il paraît contre
l'ordre, qu'elles ne fe répandent pas dans toute l'éten-

due de cette membrane, vu qu'il leur eſt plus facile
de s'étendre dans une ſubſtance où elles trouveraient
moins de réſiſtance qu'en traverſant l'épaiſſeur de l'os,
où il ſe rencontre des obſtacles peu proportionnels à la
délicateſſe de leur tiſſu. A cela je réponds que dans
l'enfance, les petits trous où ces prolongemens de
nerfs s'inſinuent ſont plus larges, plus méables ; que
leur direction dans ces petites ouvertures eſt favo-
riſée par le mouvement des artères & des branches
de la jugulaire qui fait fonction d'artère ; qu'ils ne
pénètrent point les deux tables, mais ſe répandent
dans le diploë ; qu'ils donnent des marques évidentes
de leur exiſtence dans l'opération du trépan, quand
le ſujet n'eſt point encore parvenu à cet âge où le
crâne, ne faiſant plus qu'une pièce oſſeuſe, ne laiſſe
preſque point appercevoir de ſubſtance ſpongieuſe qui
ſépare ces deux tables ; mais la dure-mère ne peut point
recevoir des filets nerveux, ſans que la pie-mère ne
ſoit percée par ces petits corps. En conſéquence nous
ne regarderons point ces deux membranes comme
entièrement dépourvues de ſentiment ; elles ſeront
toujours très-ſenſibles vers la baſe du cerveau, ce
qui peut faire rendre raiſon de bien des phénomènes
étrangers à la matière que nous traitons, je veux dire,
à l'épilepſie ; mais ce point de doctrine contribuera
cependant à expliquer beaucoup de ſymptomes qui
accompagnent cette fâcheuſe maladie.

Si la dure & pie-mère ſont inſenſibles, excepté

vers la bafe du cerveau, cet organe vital l'eſt auſſi juſqu'au même endroit, puiſque c'eſt lui qui envoie des filets nerveux à ces membranes qui ne peuvent partir que du point de leur origine. Or, il eſt démontré par les expériences que j'ai faites, que les ſubſtances corticale & médullaire du cerveau ſont parfaitement inſenſibles juſqu'aux corps cannelés qui appartiennent à la moëlle allongée qui en fait à la vé-rité partie, mais la plus petite, je veux dire, qu'elle eſt au total comme huit eſt à un; par conſéquent l'on doit croire que le cerveau, ſéparé en deux hémiſphères par la faux, duplicature de la dure-mère depuis l'apophyſe criſta-galli juſqu'au trou occipital, eſt non-ſeulement inſenſible juſqu'à la ligne ſur laquelle ſe repoſe la partie inférieure de cette faux, c'eſt-à-dire, juſqu'au corps calleux, mais encore au deſſous, puiſ-que les corps cannelés ſont placés plus bas que la voûte à trois piliers dont ils ſont recouverts.

Le grand viſcère dont nous avons parlé, ne ſera donc dans ſa plus grande partie, qu'un tuteur, un défenſeur des miniſtres du ſentiment : il ſera un boulevard, une fortereſſe contre les attaques des corps durs environnans. Si par haſard, malgré la réſiſtance du crâne & des meninges, il vient à être bleſſé, la plaie ne ſera mortelle ou dangéreuſe, qu'autant que le principe des nerfs aura été attaqué médiatement ou immédiatement par le fracas des os, la commo-tion qu'aura reçue la dure-mère, l'épanchement de fang, de férofité & de pus, la plénitude des vaiffeaux fanguins, ou bien encore par des corps étrangers, caufes qui, réunies ou féparées, feront fonction des corps durs, & rendront des réfultats femblables à ceux que j'ai obtenus par l'introduction d'un morceau de plomb laminé dans le cerveau, jufqu'à un point indéterminé que j'ignorais jufqu'à la diffection que j'ai faite de l'une & l'autre moëlle; par conféquent les convulfions & mouvemens convulfifs, qui fe manifeftent pendant le cours de l'accès épileptique, ne doivent être attribués qu'à la léfion de ces organes du fentiment, qui font les vrais auteurs de la détermination de l'action mufculaire, foit naturelle, foit contre nature.

Or l'action naturelle du mufcle & de la partie mufculaire eft, ou volontaire qui n'eft affujettie qu'à l'empire de l'ame qui, felon fon gré, l'etend, la reftreint & l'arrête, ou involontaire qui fe manifefte dans l'état fain comme dans l'état malade. Dans le premier, je l'appelle mouvement d'irritabilité que j'ai décrit, & fur lequel M. Haller a donné d'après fes expériences, des notions fort étendues; dans le fecond, je le nomme mouvement convulfif, quand la partie mufculaire fe meut avec irrégularité, en fe contractant & fe relâchant alternativement, & convulfion, quand il ne paraît qu'une contraction uniforme quoique partielle fans alternative; & comme ces derniers appartiennent fpécialement à l'épilepfie

dont nous voulons faire connaître la caufe procatartique, nous ne nous occuperons que d'eux, parce qu'ils
donnent naiffance aux accidens qu'on remarque dans
cette maladie.

Quand un homme, un adolefcent, un enfant,
font attaqués d'épilepfie, les accidens font plus ou
moins graves, felon le plus ou moins d'intenfité de la
caufe procatartique, & felon la partie des corps cannelés & de la moëlle allongée qui fe trouve offenfée ;
or, cette caufe eft ou locale, c'eft-à-dire, dans le
cerveau, ou bien elle eft dans un autre organe que le
cerveau, qu'elle affecte fecondairement, c'eft ce qui
donne la diftinction que l'on fait communément de
l'épilepfie en idiopathique & fymptomatique ; on
pourrait même, fans erreur, en ajouter une troifième,
la fympathique, qui tient totalement à la correfpondance établie dans les fyftêmes nerveux & vafculeux ;
mais ces trois efpèces de caufes ont toujours un rapport plus ou moins grand, plus ou moins immédiat
avec le principe des nerfs ; toute la différence que j'y
trouve confifte dans le traitement, parce que dans l'idiopathique il convient d'attaquer le mal dans fon foyer,
& dans les deux autres, il ne s'agit point de remèdes
céphaliques, mais de moyens qui, détruifant dans
des organes étrangers au cerveau les vices qui s'y font
engendrés, diffipent néceffairement l'épilepfie, *fu-
blatâ etenim causâ neceffariò tolluntur effectus.*

Si nous examinons maintenant les fymptomes qui

caractérifent l'épilepfie, nous ferons pleinement convaincus qu'ils ne doivent être attribués qu'à la léfion de l'origine des nerfs, foit qu'elle foit arrivée par compreffion, foit par érofion, foit par l'une & l'autre en même-tems, foit enfin par la tenfion des nerfs produite par l'ame, dont les opérations font troublées par des idées chagrinantes ou par une trop longue contemplation.

L'épilepfie attaque ordinairement un fujet au moment qu'il s'y attend le moins; fon accès eft quelquefois précédé de migraines, d'étourdiffemens, d'obfcurciffemens de cornée, de pefanteurs de tête, de battemens d'artère affez fenfibles; il tombe enfuite dans la rêverie, regarde fixement les objets qui fe préfentent à lui ou les perfonnes avec lefquelles il converfe, fe renverfe fur le carreau, perd connaiffance, n'a point de fentiment, eft agité de mouvemens convulfifs dans tous fes membres, fe tourne en rond, fe plie comme une couleuvre, ou bien eft réduit à cet état d'immobilité qu'on prendrait pour un *tétanos*, il tient fes yeux fixés, ferre les mâchoires l'une contre l'autre, de manière que la force la plus confidérable les écarte fort difficilement, il écume, pouffe fa falive circulairement; tantôt il eft froid comme le marbre, pâle, défiguré, on croirait qu'il va périr, tantôt fon vifage eft d'un rouge éclatant, fouvent foncé & bleuâtre; quoique fans connaiffance & fentiment, il s'agite violemment; fes cris font femblables

à des heurlemens, ses soupirs deviennent sonores,
tantôt ils sont poussés avec vivacité & précipitation;
il se tourne en rond, comme je l'ai déjà dit, ou
bien il fléchit avec force sa tête derrière les épaules,
en soulevant sa poitrine, & donne à chacun de ses
membres tous les mouvemens dont ils sont susceptibles; s'il ouvre quelquefois la bouche, sa langue est
fort exposée à être coupée, ou du moins les dents, par
un mouvement alternatif & redoublé de contraction,
la blessent notablement : ajoutez à tous ces effrayans
symptomes le flux involontaire d'urine, de semence,
la diarrhée, ou une sueur générale; si le sujet revient
un peu à lui-même, & que son accès ne soit pas suivi
de la mort, comme il arrive à quelques-uns, les
accidens diminuent peu-à-peu, il se fait comme un
tremblement général qui termine la scène, après quoi
le malade passe quelques instans dans des baillemens
suivis de ventosités, qui se font jour par haut &
par bas; le bruit intérieur qu'elles occasionnent,
connu par les Médécins sous le nom de borborigmes,
les vomissemens de matières porracées, de phlègmes,
quelquefois l'hémorragie, sont les symptomes qui
suivent ordinairement ou accompagnent les paroxismes, qui se répètent périodiquement, en laissant un
long intervalle de tems, comme un, deux & même
trois mois; on en a vu qui ne tombaient dans leur
accès qu'annuellement, mais aussi la plupart sont
tellement pris par une cause fixe & permanente, qu'ils

font attaqués d'une manière plus rapprochée, ensorte que les accès qui ne se répétaient que tous les deux ou trois mois reparaissent tous les quinze jours, ensuite toutes les semaines, & enfin tous les jours à plusieurs reprises.

Lorsque l'épileptique a essuyé toute la violence de son accès, il paraît tout étonné, morne, silencieux, il regarde un chacun d'un œil triste & immobile, fait paraître quelquefois un ris cynique; puis on le voit tout stupide, & comme honteux d'avoir donné aux personnes qui l'environnent un spectacle aussi disgracieux; il pleure de désespoir & reste après dans une crainte continuelle de tomber dans un nouvel accès, ce qui ne contribue pas peu à affaiblir son tempéramment, à fatiguer son esprit, à lui rendre la vie ennuyeuse, pour ne pas dire plus insupportable que la mort, à laquelle conduit souvent cette fâcheuse maladie, quelque remèdes qu'on ait opposés jusqu'à nos jours pour la combattre, quoique dans les sujets les plus robustes & les enfans qu'elle se plaît à tourmenter préférablement à tout autre, parce que dans les uns le sang pèche par épaisissement, & dans les autres c'est la lymphe ou trop épaisse, ou trop chargée de parties étrangères, ou trop âcrimonieuse, qui blesse le principe des nerfs & fait naître dans eux les symptomes ci-dessus décrits.

PREMIER COROLLAIRE.

TEL eſt le tableau raccourci que j'ai cru devoir donner à M. Saillant pour le convaincre de la vérité de mon aſſertion, qu'il eſt néceſſaire, pour que l'épilepſie ſe déclare, qu'il y ait léſion des corps étrangers & de la moëlle allongée, ſiége des nerfs principaux, organes de tous les mouvemens dans les muſcles & les parties muſculaires, comme ils le ſont du ſentiment dans les autres parties ſenſibles qui ne ſont pas muſculeuſes, mais qui n'influent en rien ſur les inſenſibles, ce qui me fait auſſi penſer qu'il eſt évident que toutes les portions du cerveau que j'ai trouvées inſenſibles, c'eſt-à-dire, toutes celles qui ſont plus élevées que les corps cannelés, ne contribuent que par leur poids, les humeurs qui les abreuvent & les corps étrangers qui s'y ſont introduits ou formés à la naiſſance des accès épileptiques, que toutes les cauſes, dont le ſiége ſubſiſte hors de la tête ſont cenſées ne produire que des épilepſies ſymptomatiques & ſympatiques par voie de correſpondance des nerfs & des vaiſſeaux, qui établiſſent des rapports néceſſaires & des affections particulières relatives aux dérangemens qui ſurviennent aux parties du corps les plus éloignées des principes de la vie.

II. COROLLAIRE.

IL suit de ce que nous avons avancé que les subf-
tances corticale & médullaire ne font qu'un bouclier
qui, conjointement avec le crâne & les membranes
qui le revêtissent tant à l'intérieur qu'à l'extérieur, pa-
rent l'origine des nerfs, siége principal des opérations de l'ame, des attaques que ces organes auraient
à éprouver fans ces défenfeurs', & auxquelles toute la
machine fuccomberait.

III. COROLLAIRE.

LES fubftances corticale & médullaire fourniffent
un fuc propre à entretenir la foupleffe des nerfs, à
leur donner l'énergie dont ils ont befoin dans l'exercice de leurs fonctions.

IV. COROLLAIRE.

NOUS devons donc regarder le fuc médullaire
comme le foutien de toute la machine; c'eft lui dont
dépend la force du corps, la fermeté des organes
& des vaiffeaux, & la circulation du fang qui dé-
pouillé de lymphe ceffe, & caufe par ce défaut de
fubftance, la deftruction de l'économie animale, effet
funefte que nous avons dit dans un autre ouvrage

réfulter néceffairement de l'ufage trop fréquent des poudres du docteur Alliaud, des draftiques & des fudorifiques.

V. C O R O L L A I R E.

LES moëlles corticale & médullaire font en conféquence un réfervoir commun, ou un château de fuc lymphatique & graiffeux qui fournit aux troncs de nerfs, tant de la moëlle allongée, que de l'épine, cette liqueur vivifiante qui anime la nature; elles doivent être regardées comme un arrofoir, une fource féconde de la production du fluide nerveux, travaillé par la nature avec la plus fcrupuleufe attention, qui ne fe répand dans les tuyaux fins & déliés des cordons nerveux & de leurs productions qu'au moment où il a acquis la plus grande finefle tant pour l'exécution des mouvemens multipliés des fibres mufculaires que pour la fenfibilité la plus exquife, mais bien plus encore pour l'œuvre de la génération, puifqu'il eft comme démontré qu'elle dépend totalement de la bonne fécrétion de ce fluide, & de la correfpondance intime & active qui règne entre le travail des moëlles dont nous avons parlé, qui préparent le fuc connu fous le nom de femence; & celui des tefticules qui le reçoivent, dans lefquels il prend un nouveau degré de perfection pour l'exécution du plan tracé par le Créateur pour la reproduction des hommes.

VI. COROLLAIRE.

MAIS si de l'exposition des symptomes qui caractérisent toutes les épilepsies, il n'en est aucun, même la calcitration, qui ne réponde parfaitement à l'idée que nous avons donnée de la cause procatartique, il s'en suivra nécessairement que le vice médiat ou immédiat qui développe les convulsions, les mouvemens convulsifs & les effets qui les suivent, ne les produirait pas, s'il n'attaquait les nerfs de la moëlle allongée & ceux de l'épine; mais comme il est facile à tout Médecin intelligent de les y rapporter sans craindre l'erreur, il n'en est point qui ne reconnaisse pour cause procatartique la lésion de la moëlle allongée depuis les corps cannelés; c'est ce qu'il fallait démontrer ou du moins prouver.

VII. COROLLAIRE.

L'ÉPILEPSIE pituiteuse d'Hippocrate ne sera donc pas le résultat de l'interposition des globules d'air placées entre celles du sang : le grand mouvement de cette dernière liqueur dont dépend notre existence se refuse & paraît opposé à la vérité d'une semblable assertion. Cependant j'avouerai que la pituite rassemblée dans le cerveau, chargée de globules d'air, pourrait faire naître l'épilepsie ou les accès qu'on observe dans cette maladie : fi les mêmes phénomènes qui fe remarquent dans cette affection idiopathique, ne fe déclaraient très-fouvent dans la fymptomatique, quand l'eftomac chargé de pituite dans un fujet mélancolique & atrabilaire, fe trouve en même tems dilaté, preffé & fatigué par l'air renfermé dans ce vifcère fans en pouvoir fortir, enforte que les deux orifices ont beaucoup de peine, l'un à admettre les alimens, & l'autre à faire paffer le produit de la digeftion dans le canal inteftinal; j'avouerai, dis-je, que dans ce moment où la refpiration eft interceptée, il naîtra des accès d'épilepfie en raifon de la correfpondance établie entre les principes des nerfs & le ventricule.

L'obfervation confirme ce point de doctrine qu'il 'ne faut pas perdre de vue, il ferait entièrement conforme à la doctrine d'Hippocrate, fans la différence qu'on a toujours faite des épilepfies idiopatique & fymptomatique, & fi nous n'eftimions au contraire que c'eft le défaut de circulation de l'air renfermé dans les premières voies qui produit ces défordres, plutôt que l'action de cet élément fubtil dans les vaiffeaux fanguins.

VIII. Corollaire.

Nous fommes donc en droit de foutenir que l'air ne fe réunit point en maffe dans la circulation, c'eft ce que M. Saillant defirait favoir : tout au plus pourrait-on s'imaginer qu'il jouât ce rôle dans le cerveau dont les ventricules font affez larges pour s'y ramaffer en corps, qui, pefant fur les corps cannelés & l'origine des nerfs, occafionnerait les mêmes effets qu'un corps étranger. Mais je prends la liberté de demander à M. Saillant ce que deviendrait ce fluide amaffé? Ne réfulterait-il pas de fa préfence ce qui arrive dans l'hydropifie que nous connaiffons fous le nom de tympanite : fi ce fluide divifible, & qui pénètre avec une vivacité incroyable dans tous les corps même les plus durs, ne peut point s'évaporer ni fe repomper dans les tuyaux fanguins, s'il caufe tous les accidens que l'on voit fe fuccéder l'un à l'autre dans la fuite ? Quel perfonnage fera-t-il dans le cerveau, entouré de barrières infurmontables? Tantôt il fe raréfiera, foulevera & gonflera la maffe du vifcère, ébranlera par un mouvement brufque les nerfs, les preffera plus ou moins felon fon degré de dilatation, ou formant une maffe, il fait alors fonction de corps folide; c'eft ce qui a été fenfiblement prouvé & même démontré dans les expériences chymiques des modernes qui tranfportent d'un royaume à un autre l'air fixe raffemblé en fubftance pure & homogène dans des bocaux. N'avons-nous pas eu le plaifir de voir depuis deux ans les effets prodigieux de l'air inflammable tiré des dépouilles de la paille, linges brûlés, extrait des marres & des lieux marécageux & fangeux, renfermé dans des machines côniformes; fa force immenfe enlève dans la région de notre atmofphère la plus élevée, les corps les plus folides comme les plus lourds. Les effais magnifiques de MM. Montgolfier, Robert, Pilatre de Rofier, de Morveau, encore plus les voyages de M. Blanchard fi célébré dans les papiers publics, ont affez fait voir à la France & aux étrangers le pouvoir d'un fluide plus léger qu'un autre, & que malgré la propenfion de tous les corps vers leur centre, cependant le plus léger s'éleve toujours au-deffus du plus grave dans un efpace perpendiculaire correfpondant, à moins qu'il ne foit retenu par une réfiftance infurmontable. C'eft ainfi que nous voyons l'huile furnager l'eau & tous les liquides moins légers qu'elle : il en eft de même du vin fpécifiquement plus léger que l'eau; ne voyonsnous pas auffi le bois, les vaiffeaux flotter fur la furface des eaux; parce que ces folides en apparence plus pefants que les liqueurs, font remplis d'air dont le volume l'emporte fur celui des particules qui les compofent, & parce que chaque portion du bois répond à une furface d'eau fpécifiquement plus grave que lui. Mais fi ces grandes maffes devenues fi mobiles & fi légères, viennent à être divifées en portioncules, de manière que chacune réponde à une petite colonne d'eau, le folide prefque dépourvu d'air relativement au point du liquide auquel il correfpond, fera plus grave; il s'enfoncera & tombera au fond de l'eau; or ce qui arriverait dans le cerveau fi l'air y était renfermé en maſſe, eſt bien conformé à cette théorie ; il doit occaſionner les mêmes effets que l'air renfermé dans le ballon : il ne s'échappe point de la priſon étroite où il eſt retenu, parce qu'il eſt preſſé de toutes parts, & par la voûte ſupérieure & par la moëlle allongée ; il ne peut pas être re-pompé par les vaiſſeaux ſanguins, parce que le ſang eſt un fluide ſpécifiquement plus grave : c'eſt pourquoi l'on concevra facilement que cet élément cauſera in-failliblement une épilepſie mortelle, ſi ſa maſſe de-venue conſidérable pèſe ſur l'origine des nerfs, ou ſimplement périodique, ſi ſon volume eſt petit rela-tivement à la réſiſtance du ſolide qui l'entoure ; qu'il n'y aurait eſpoir de guériſon, qu'autant que la lymphe s'uniſſant avec l'air, s'incorporerait dans ſa ſubſtance, & s'introduirait avec lui dans les vaiſſeaux ſanguins ou lymphatiques ; mais comme ce fait eſt entièrement problématique, nous aimons mieux croire que l'épi-lepſie pituiteuſe d'Hippocrate eſt produite par la lymphe qui ſurcharge la moëlle allongée, & bleſſe les nerfs principaux ; que cette liqueur tantôt agit périodiquement, ce qui donne lieu aux accès épi-leptiques plus ou moins rapprochés ſelon l'intenſité de la cauſe, ou bien à une attaque d'épilepſie mor-telle, quand ſon impreſſion ſe porte juſques ſur la moëlle de l'épine qu'elle preſſe en manière de corps dur, & tantôt fait naître des épilepſies incurables, quand les vaiſſeaux ont acquis ce dégré de rigidité

qui

qui les empêche de recevoir de nouveau la lymphe
qui s'eſt ſéparée d'eux pour abreuver le cerveau, le
relâcher & comprimer trop fortement ſa baſe. Or
ces épilepſies idiopathiques pituiteuſes ſon auſſi rares
qu'opiniâtres : les enfans y ſont plus ſujets que toute
autre perſonne. Dans ces petits malades elles ſont gué-
riſſables, parce qu'ils ont des vaiſſeaux ſanguins, &
lymphatiques, ſouples, déliés, méables, qui ſe prêtent
facilement à l'introduction de l'air & des liqueurs.

IX. Corollaire.

L'épilepsie ne dépend donc point de l'interpoſition de l'air dans les globules du ſang.

Quant à l'épilepſie ſanguine, l'engorgement des
ſinus frontaux, occipitaux & latéraux de la faux,
formés par la dure-mère, la plénitude des vaiſſeaux
de cette enveloppe générale du cerveau fournie par
l'artère carotide interne & les jugulaires internes qui
ſe portent vers la baſe du cerveau & les ſinus latéraux, ſont autant de cauſes de compreſſion du corps
médullaire & de la moëlle allongée. Cette eſpèce
de maladie ſe diſtingue fort aiſément de la pituiteuſe,
attendu que dans l'accès les ramifications de la carotide & des jugulaires externes, paraiſſent comme
injectées d'un ſang fort rouge & ſi foncé, que le
viſage ſemble violet ; l'injection s'étend ſur le globe

de l'œil qui répand des larmes, ou du moins qui eſt
tout imbibé de lymphe exprimée des vaiſſeaux ſanguins ; la tête eſt ſi accablée par l'abondance du ſang,
qu'après l'accès, le malade ſent une peſanteur doulou-
reuſe dans le cerveau, qui lui devient inſupportable,
& qui ne cède qu'à la ſaignée du bras & du pied.

A l'égard de l'épilepſie conſtrictive, ſon accès eſt
précédé de mouvemens vaporeux, d'étourdiſſemens,
de préoccupation d'eſprit, de ventoſités dans l'eſtomac & le bas-ventre, de troubles journaliers dans les
opérations de l'ame ; elle ſe manifeſte à la ſuite de
longs travaux, de méditations, de chagrins, d'idées
alarmantes, de tranſpirations, de ſueurs abondantes,
d'évacuations trop fortes, ſoit ſanguines, ſoit humo-
rales ; elle a lieu dans les ſujets agités de violentes
paſſions, dont le genre nerveux s'ébranle aiſément,
& très-ſouvent dans ceux qui ſe livrent à l'onaniſme ;
en général elle attaque les perſonnes sèches, peu
exercées, dont les menſtrues ſont rares, précédées ou
ſuivies de pertes en blanc : dans cette eſpèce il paraît
rarement de la bave comme dans les épilepſies ſanguine & pituiteuſe, mais on obſerve auſſi qu'elle
n'eſt pas ſuivie de la mort, que des mouvemens convulſifs de l'eſtomac & de la poitrine, des angoiſſes,
des vomiſſemens de pituite aigre, des rapports de
même nature, un reſſerrement dans toute la circon-

férence de la tête, & des agitations fpafmodiques préludent de fort loin fes accès, enforte que le malade en eft affecté, & que fon efprit inquiet, rêve, femble prévenir & annoncer les fuites fâcheufes de l'affection qui doit le tyrannifer.

L'épilepfie qui fe déclare à la fuite d'abcès, de fquirres, de vers, d'ulcères, de léfion de membranes & corps étrangers, eft abfolument incurable; fon fiége eft dans l'une des deux moëlles corticale ou cendrée, médullaire ou blanche; ce n'eft que par compreffion ou bien en rongeant les corps cannelés & l'origine des nerfs qu'ils caufent cette léfion, que j'ai dit être la caufe procatartique de cette maladie alors défefpérée; en effet, les fquirres ne peuvent fe réfoudre; les abcès font enkiftés, on en a vu plufieurs formés & fubfiftant un certain nombre d'années fans accidens particuliers, quoique logés dans une fubftance que l'on croyait fi fufceptible de fenfibilité qu'on ne pouvait l'attaquer fans danger de mort; les ulcères rongent & diftillent une humeur âcre qui bleffe en irritant & corrompant les parties fur lefquelles elle s'étend, elle peut plus aifément être repompée par les vaiffeaux que l'air introduit dans les ventricules, mais c'eft quand elle n'a pas contracté le degré d'âcrimonie qui rendrait cette opération impoffible; un ulcère ordinaire eft très-difficile à guérir, même dans une partie éloignée des organes essentiels à la vie, à plus forte raison celui qui s'engendre dans le cerveau ; on doit le regarder comme supérieur aux efforts de la médecine & même de la nature qui offre des ressources que nous aurions peine à deviner ; les vers peuvent être tués par le mercure, je ne vois point d'autre remède capable de les exterminer, leur substance moulue par ce minéral, & réduite en poudre impalpable, sera repompée avec la lymphe dans les vaisseaux sanguins, & l'épilepsie se guérirait par une fièvre lente & vermineuse ; ce cas est je crois fort rare : la lésion des membranes causera de même des mouvemens & des accès épileptiques par l'extravasation du sang, l'introduction des humeurs & même de l'air entr'elles & le crâne ; cette circonstance est assez singulière & n'existe qu'à la suite de coups violens & de chûtes lourdes qui ébranlent la tête & occasionnent des fractures à la suite de carie des tables osseuses, mais cela n'arrive que par la compression que fait l'humeur séparée du torrent de la circulation sur les dure & pie-mère à l'endroit qui correspond à la moëlle allongée ; toutes les causes intermédiaires que l'on supposerait se rapportent toujours comme à leur centre commun, à la procatartique, je veux dire, à la lésion du principe des nerfs logés dans la moëlle allongée, c'est pourquoi les corps extérieurs qui auraient pénétré dans le cerveau ne produiraient les mouvemens & les accès épileptiques qu'autant qu'ils bleſſeraient la baſe de cet organe par les voies mé-diates ou immédiates.

M. Saillant deſirerait ſavoir de moi quelle liqueur il conviendrait d'injecter dans les veines pour obtenir des réſultats analogues à ceux qui ſe manifeſtent dans l'épilepſie pituiteuſe d'Hippocrate ; par cette demande on voit évidemment que cet obſervateur n'a pas été tout-à-fait ſatisfait de l'injection de l'air dans les jugu-laires, qu'elle n'était pas capable de lui donner des notions complettes pour en tirer des inductions victo-rieuſes contre ceux qui combattraient le ſyſtème d'Hippocrate ; tâchons donc de découvrir un agent qui, pénétrant juſques dans les plus petits filamens vaſculeux, pourrait ſervir plus que tout autre à s'aſſurer d'un fait auſſi important ; j'avoue que je n'en trouve aucun qui puiſſe mieux remplir les intentions de M. Saillant que le Mercure ; on ſait que ce demi-métal ou minéral métallique fluide admet des divi-ſions & ſubdiviſions qu'on ne peut fixer, qu'il pénètre dans les dernières retraites, que ſa préſence ne ſe cache point, étant d'un blanc que maſquent difficilement les globules rouges du ſang ; le mercure ne manquerait pas de pénétrer dans les ventricules du cerveau & à ſa baſe, par conſéquent l'on s'aſſurerait ſi ſon influence, par ſon poids ſur les corps cannelés

& l'origine des nerfs, ferait naître les accidens qui accompagnent l'épilepfie & fur-tout la calcitration; on pourrait voir encore, par le moyen de ce fluide étranger, injecté avec ménagement & en petite quantité, fi l'interpofition du mercure dans les gobules du fang occafionnerait l'épilepfie pituiteufe d'Hippocrate; on ne doit fur cet article que s'en rapporter à la dextérité du Phyficien qui conduit fon expérience fuivant fon plan & fes vues, mais c'eft le feul moyen, & je n'en imagine pas d'autres plus efficaces pour réfoudre le problême d'une manière irrévocable.

Je fuis bien enchanté d'avoir communiqué à Monfieur Saillant mes idées fur l'épilepfie, fes différences, fes caufes, & fur-tout fur l'interpofition de l'air que notre maître veut admettre pour la caufe déterminante de l'épilepfie pituiteufe; je le ferai encore davantage quand je ferai parvenu à détromper ce favant Médecin fur le doute où il eft, fi les phénomènes qu'on obferve dans cette cruelle maladie ne fe rapporteraient pas à ce que j'avance que l'irritabilité eft produite par le fang & le fluide nerveux, ce qui lui ferait foupçonner qu'il y a deux fortes d'épilepfies, la nerveufe & la fanguine.

J'ai beaucoup travaillé, & M. Saillant ne l'ignore pas, fur la matière de la fenfibilité & de l'irritabilité: dès 1755 je fis connaître la différence qui fe trouvait

entre l'une & l'autre de ces facultés : les années fubfé-
quentes je ne ceffai dans mes lettres à M. Haller de ré-
clamer les privilèges annexés à ces deux puiffances qui
jouent le plus grand rôle dans l'hiftoire de l'économie
animale, je bornai leur empire, je fis voir que la fenfibilité ne s'étendait que dans les parties pourvues de
nerfs, de même que l'irritabilité n'avait lieu que dans
les mufcles & les parties mufculeufes, enforte que
celle-ci eft à la fibre mufculaire ce que l'autre eft aux
filets nerveux ; il était donc très-facile d'après ce
principe lumineux, de connaître quels etaient les organes & les folides qui étaient pourvus de l'une &
l'autre de ces facultés, & ceux qui en étaient privés,
& de diftinguer les parties qui n'avaient en partage
que l'une des deux. La peau, par exemple, eft fenfible, fi vous exceptez l'épiderme qui fait corps avec
elle : elle n'eft cependant pas irritable dans l'homme,
quoiqu'elle le foit dans certaines claffes d'animaux
dont cette enveloppe générale fe fronce & fe meut
à volonté avec tant de force, que les poils dont elle
eft couverte fe dreffent & affectent la ligne perpendiculaire ; la raifon de cette différence eft que dans
ceux-ci la peau eft revêtue d'une membrane mufculaire qui ne fe trouve point dans l'homme. Le foie,
la rate, le pancréas, les reins font fenfibles, & néanmoins ces glandes conglomerées deftinées à l'exercice
des fonctions du corps les plus intéreffantes n'ont

D 4

jamais manifesté le moindre signe d'irritabilité, soit par eux-mêmes, soit par le moyen de l'irritation mécanique & chymique : le cerveau même, ce viscère si noble, si imposant, n'est susceptible d'autre mouvement que de l'alternatif analogue à celui de la respiration, qui lui est commun avec la dure-mère dans les enfans seulement, action due à l'air & au cours du sang pour un usage particulier que j'ai décrit dans un autre mémoire. Sa sensibilité n'a lieu, comme je l'ai démontré, que quand l'agent employé pour la découvrir, est parvenu aux corps cannelés, c'est à-dire, vers la moëlle allongèe, tronc des nerfs principaux qui vivifient toute la machine. Il est donc évident que les parties ci-dessus mentionnées, ne sont point propres à jouir de la propriété que nous connaissons sous le nom d'irritabilité, que nous n'avons constamment observé que dans les muscles & les viscères musculeux, tels que l'estomac, le canal intestinal, la vessie, la matrice, la vésicule du fiel, les aponevroses, les productions aponévrotiques & les solides qui admettent la fibre musculaire, doctrine qui doit servir de règle dans l'explication d'une infinité de phénomènes que développent journellement l'économie animale & la nature soit dans l'état de santé, soit dans l'état de maladie. Elle doit aussi être la base de nos jugemens dans la théorie des crises qui tendent à débarrasser le corps de tout ce qui peut nuire à l'exercice de ses fonctions, ou du moins à éloigner des organes principaux les humeurs qui les engorgent ou les irritent : enfin l'on ne perdra pas de vue la division générale des maladies qui résulte de la connaissance particulière du jeu de ces deux facultés, en affections nervales & en affections musculeuses ; c'est ainsi que je partage en deux classes les dérangemens qui proviennent de la sensibilité ou de l'irritabilité, *sive per excessum sive per défectum* : & si l'on y fait bien attention, on sera persuadé que les maladies se rapportent presque toutes à la mauvaise disposition des nerfs & de la fibre musculaire dont les mouvemens ont souffert quelqu'altération, de même que nous pouvons assurer avec confiance que l'équilibre des solides & des fluides, qui constitue l'état de santé, n'a d'autre mobile de son existence que le jeu réglé de ces solides dont dépend la circulation du sang, l'œuvre des sécrétions & la bonne transpiration insensible.

Nous observerons en même tems que l'irritable & le sensible étant réunis dans la fibre musculaire, la sensibilité a un empire beaucoup plus vaste que l'irritabilité, puisqu'il s'étend sur des parties essentielles qui ne sont pas musculeuses.

Si nous faisons maintenant l'application de nos principes à l'épilepsie, nous ne pourrons nous empêcher de conclure que cette maladie eſt du nombre de celles que réclame la ſenſibilité attaquée dans ſa ſource ou par la voie de correſpondance des productions nerveuſes avec leurs troncs & leur origine, dont le ſiége eſt dans la moëlle allongée & celle de l'épine; c'eſt pourquoi, point d'épilepſie ſans léſion de nerfs; voilà donc la cauſe procatartique qu'il convient de combattre : ſi l'irritabilité en eſt quelquefois le germe, ce n'eſt que comme agent occaſionnel, parce qu'elle eſt réunie avec la ſenſibilité dans les organes muſculeux, tels que le ventricule, les inteſtins, la veſſie, la matrice ; alors l'épilepſie eſt ſymptomatique ou ſympatique, mais le nerf eſt toujours le principal moteur : pour ce qui eſt de l'idiopatique, ſon ſiége eſt la baſe du cerveau attaquée immédiatement, ou bien par la léſion de la dure-mère dans les endroits correſpondans : les cauſes prochaines ſont l'épaiſſiſſement ou l'âcrimonie du ſang & de la lymphe, qui pèſent trop ſur les organes du ſentiment, qui les corrodent & en conſéquence les bleſſent, d'où je conclus que l'épilepſie idiopatique ne dépend pas de l'irritabilité. Je ne crois pas l'avoir avancé dans mes écrits; j'ai encore moins dit que cette faculté principale était produite par le ſang & le fluide nerveux, à moins que ce ne fût comme cauſe occaſionnelle.

Que M. Saillant ait la complaiſance de relire mes

Lettres à M. Haller, il y verra que je ne regarde
point ces deux fluides comme fa caufe phyfique ; il eft
même très-facile de le convaincre en deux mots que
ce ferait une erreur dans laquelle je ferais tombé,
contredite auffi-tôt par l'expérience qui nous affure
que l'irritabilité n'a pas lieu dans un certain nombre
de parties fenfibles, dans lefquelles le fang & le
fluide nerveux agiffent puiffamment, telles que le
foie, la rate, les reins, le poulmon, &c., qu'elle a
au contraire toute fa force dans des paralytiques
privés en grande partie de la faculté de fentir dans
des portions du corps coupées, tranchées & mifes
fur la table anatomique, au moins jufqu'à ce que la
chaleur foit diffipée, ce que j'ai fouvent obfervé dans
la carpe, l'anguille, le ferpent, le lézard, &c. ;
qu'elle jouit de fes privilèges après la mort de l'animal
pendant plufieurs heures ; les Bouchers voyent tous
les jours les chairs palpiter dans les victimes qu'ils
ont égorgées ; on renouvelle les palpitations, en irritant les mufcles & les parties mufculeufes jufqu'à ce
que l'air les ait entièrement refroidi ; c'eft ce qui m'a
engagé à reconnaître deux caufes phyfiques de l'irritabilité, la chaleur & l'élafticité, d'où réfulte le
plus ou le moins d'énergie dans les effets de cette
puiffance ; fi nos Phyficiens modernes & plufieurs
Médecins ont fait concourir le fang & le fluide
nerveux comme allant d'un pas égal pour fa forma-

tion, c'est qu'ils ont confondu l'irritable & le sensible, tels que MM. Lorry, le Cat, Zimmermann ;
j'ai combattu l'opinion de ce dernier par tous les
moyens possibles. M. Haller est convenu de la vérité
de mes assertions ; il dit même dans ses réponses aux
objections que j'ai travaillé utilement à établir la
distinction entre ces deux puissances : *in iis potentiis
separandis utiliter laboravit* Clariss. Housset.

D'après ces exposés, M. Saillant sera sans doute
convaincu que je n'attribue pas l'épilepsie à l'irritabilité, mais bien à la sensibilité blessée dans ses
organes, & que, pour remplir les indications différentes qu'elle présente, il ne s'agit que de saisir par
la connaissance du sujet & la qualité des symptomes
la véritable cause qui l'a fait naître, savoir l'épaississement, l'âcrimonie du sang, des humeurs, & la ten-
sion des nerfs, les deux premières annexées à l'idio-
pathie, la troisième à la sympathie ou correspondance
du système nerveux ; les autres causes sont purement
accidentelles, soit qu'elles se forment dans le cerveau,
soit au dehors ; mais j'ai annoncé dans mon Mémoire
sur le Traitement de l'Épilepsie la méthode curative
qui convenait le mieux pour dissiper radicalement les
accès épileptiques *à spissitudine & acrimonià san-
guinis & humorum ;* les épilepsies sympathiques se
guérissent en domptant la cause dans le lieu d'où elles
partent : l'expérience m'a appris que le traitement

mercuriel était préférable à tout autre, attendu que je l'ai pratiqué avec le succès le plus complet; je le regarde comme supérieur à tous ceux qu'on a employés jusqu'à ce jour, & je me propose de répondre incessamment aux contradictions qu'il m'a fait éprouver dans les écrits de quelques modernes.

Voilà les notions que j'avais à donner pour satisfaire aux différentes demandes de M. Saillant; je serai très-flatté si elles lui sont agréables, & si les honorant de son suffrage, il les estime utiles tant pour la perfection de la théorie de l'épilepsie, que pour le soulagement des malades presque réduits au désespoir, & par le retour des paroxismes, & par le fâcheux rôle qu'ils jouent dans la société.

A Auxerre , ce 14 Avril 1785.

MÉMOIRE VII.

Contenant des Obſervations pratiques ſur l'Inſenſibilité de quelques parties, la Convulſibilité & l'Irritabilité.

MÉMOIRE

MÉMOIRE VII.

J'ai dit dans le Mémoire précédent que les maladies doivent se rapporter presque toutes à la mauvaise disposition des nerfs & de la fibre musculaire, dont les mouvemens ont souffert quelqu'altération. D'après ce principe, je pense avec M. Lorry, que *l'histoire de la sensibilité & de l'irritabilité ne se perfectionnera que lorsqu'une observation longue & constatée, l'ouverture des cadavres après les maladies bien observées, les expériences avec des médicamens avalés, pris en lavement, injectés, appliqués, feront connaître les rapports de ces deux facultés entr'elles & avec les corps de la nature.* C'eſt le but que je me ſuis propoſé en commençant mon recueil de pratique ; & c'eſt en ſuivant ce plan, que j'eſpère le rendre agréable au public. J'en extrais pour le moment quelques idées & obſervations relatives aux objets qui viennent de nous occuper, & qui peuvent éclaircir des vérités que quelques Phyſiciens, d'ailleurs très-recommandables, auraient dû reſpecter, & ne pas mettre en conteſtation.

I.

Le peu de Senſibilité apparente de la véſicule du fiel.

DANS la première de nos Lettres ſur les parties ſenſibles & irritables des animaux, nous avons douté de la ſenſibilité de la véſicule du fiel, quoique l'inſpection anatomique parût démontrer le contraire de cette aſſertion. Un exemple aſſez palpable ſemblait au moins nous autoriſer à croire que la ſenſibilité ne ſe manifeſtait par aucun ſymptome préjudiciable à la conſervation de la machine : nous ſommes d'autant mieux fondés à perſiſter dans ce ſentiment, que nous pourrions rapporter pluſieurs obſervations qui démontrent que l'exiſtence des calculs biliaires dans la véſicule, leur nombre, l'irrégularité de leur figure, ne ſont pas capables d'occaſionner des ſenſations douloureuſes. Voici entr'autres un cas de pratique, qui conſtate la vérité de ma propoſition.

Ma ſœur que je ne rappelle à ma mémoire qu'avec

le plus grand regret de l'avoir perdue, fit il y a plusieurs années, un voyage à Paris avec son mari M. de
la Marre, Maître particulier des Eaux & Forêts, qui
lui procura pendant deux mois tous les amusemens
que la capitale offre aux étrangers ; cette personne
revint ensuite à Auxerre, & ses plaisirs ne furent
troublés que par une peur considérable qu'elle eut à
Fontainebleau en voyant renverser sa voiture. Cinq ou
six jours après son arrivée, elle fut attaquée de coliques
assez vives auxquelles la fièvre succéda avec flux dys-
sentérique qui ressemblait bien plutôt à une hémorragie. La maladie fut rebelle à tous les remèdes que
l'art pouvait me suggérer : sur la fin les déjections
sanglantes se convertirent en bilieuses ; & la bile,
de jaune devint noirâtre ; ensuite les mouvemens
convulsifs s'emparèrent de la malade qui mourut le
vingt-unième jour de sa maladie. Je conseillai
l'ouverture de son cadavre par rapport aux enfans
délicats qu'elle laissait. On trouva les organes dans
l'état le plus parfait & le plus sain, excepté l'intestin rectum gangréné dans l'endroit qui formait
le siége de l'hémorragie, ou pour mieux dire, de
la dyssenterie, & la vésicule du fiel toute remplie de
calculs biliaires, de manière à rendre cette poche toute
ronde, quoique sa surface parût raboteuse, à cause
des calculs qui ne laissaient pas par leurs angles de
l'élever sensiblement dans plusieurs points : on retira
ces pierres au nombre de sept à huit, d'un volume

plus confidérable que celles qui ont fait le fujet de l'obfervation que j'ai décrite dans ma première lettre à M. Haller, inférée dans fes Mémoires : leur nombre, leur groffeur m'ont engagé à les conferver. Il n'eft pas douteux que cette dyffenterie n'était pas idiopathique, mais bien le fymptome d'une fièvre maligne *à diffolutione*. La fièvre continue, l'accablement général de toutes les forces, le fymptome dyffentérique qu'aucun remède ne pouvait dompter, qui fe manifeftait par l'évacuation d'un fang rouge, épais, chargé de peu de glaires, par un ténefme des plus vifs, par des tranchées & coliques très-douloureufes, fur-tout dans le moment où elle fe préfentait au baffin, l'état du poulx qui ne s'éloignait pas confidérablement de l'état naturel qui paraiffait mol, loin d'être dur & peu fréquent, tout annonçait l'efpèce de fièvre que nous avons défigné, de façon que tout bien combiné, l'on ne pouvait pas efpérer qu'en adouciffant l'inteftin rectum, & refferrant les vaiffeaux ouverts tant par les adouciffans, que par les aftringens, on vit finir heureufement cette maladie. C'eft pourquoi un Médecin aurait été bien peu intelligent, s'il ne s'était appliqué qu'à combattre le fymptome apparent; mais comment était-il poffible de rallier les principes du fang, lorfqu'une bile trop âcrimonieufe & trop volatile les a diffouts, & qu'en même tems le folide eft auffi vivement attaqué, que l'était dans cette maladie l'inteftin rectum ? La peur extrême dans le tems du renverfement de la voiture, le défaut de cours & de féjour de la bile dans la véficule du fiel, fon reflux dans la maffe du fang avaient déjà commencé à infecter le fang & les humeurs, & à leur donner un caractère inflammatoire qui s'eft déclaré au moment des coliques qui ont précédé de dix ou douze heures un petit friffon, avant-coureur de la fièvre maligne que nous avons décrite. Cette inflamation *à diffolutione* devint bien plus évidente lorfqu'après avoir fait faigner la malade, les règles parurent & continuèrent pendant trois jours, fans diminuer l'abondance du flux dyffentérique. Ce fymptome eft prefque toujours mortel, puifque de cent malades, quatre-vingt-dix en périffent, fur-tout lorfqu'auparavant la nature s'eft montrée bifarre dans la quantité de cette évacuation périodique dont dépend affez ordinairement la bonne ou mauvaife fanté des perfonnes du fexe.

Je venais tout récemment d'avoir la démonftration de ce principe dans Madame* * *, époufe d'un Confeiller au Bailliage. Cette jeune femme eut de même que ma fœur une peur qui la fit prefqu'évanouir, en paffant la rivière dans un batteau pour abréger fa route ; elle était fujette depuis plufieurs années à des éruptions dartreufes, la fièvre fe déclara quelques jours après, & fes règles à la fuite des faignées ; les dartres difparurent, infectèrent le fang, le firent tomber en diffolution ; la fiévre s'alluma de plus en

plus avec accablement général, mal de tête infup-
portable, chaleur brûlante, délire, mouvemens
convulfifs dans les mufcles, affoupiffement, &c. ;
quelques remèdes qu'on opposât à la malignité de
cette fièvre, la malade périt le vingt-unième jour.
Son cadavre ouvert, nous n'obfervâmes aucune caufe
apparente de mort ; rien n'était altéré dans la machine ; le vice du fang, diffout par l'humeur dar-
treufe, était feul l'origine de tout le défordre. Je
citerais bien d'autres exemples de pareilles diffolutions
de fang que la pratique nous préfente journellement ;
c'eft pourquoi nous ne devons pas trouver étonnant,
fi ma fœur n'a pas tiré parti de nos tentatives, & fi
les remèdes les mieux indiqués ont été employés fans
fruit ; mais ne laiffons pas, en pleurant fa perte, de
tirer de fa maladie une inftruction utile dans la matière que nous traitons.

Nous avons dit plus haut que, fon cadavre ouvert,
nous avions trouvé fept à huit pierres biliaires dans la
véficule du fiel qui la rempliffaient exactement ; fi la
préfence de ces calculs a été caufe de la maladie dont
nous avons fait mention, ils n'avaient auparavant
occafionné aucune douleur : ma fœur ne s'était plaint
que d'une fciatique qui était furvenue à la fuite d'une
couche ; elle en avait fouffert depuis quelques années,
elle avait tiré les plus grands foulagemens des bains,
des eaux minérales de Bourbon-l'Archambault, des
cornets qui font en partie fur la lymphe, ce que font

fur le fang les ventoufes fcaréfiées ; elle fut conduite
très-prudemment par M. Loifeau de Brie, Intendant
des eaux minérales de ce lieu ; elle ne fut attaquée
qu'un an après de fa maladie, & comme elle n'avait
pas reffenti d'autres indifpofitions , que d'ailleurs
toutes fes fonctions fe faifaient parfaitement bien ,
j'en conclus que l'exiftence des calculs biliaires dans
la véficule du fiel, en fût-elle comblée , comme elle
l'était dans notre cadavre, n'eft pas capable d'exciter
dans cette poche de la douleur , attendu qu'il ne
peut fe préfenter un cas plus favorable pour la faire
naître dans cet organe , que celui que je viens d'ex-
pofer, puifque les calculs étaient anguleux & ren-
daient la furface de la véficule raboteufe ; quoique
dans ces obfervations la fenfibilité de la véficule du
fiel n'ait pas été manifeftée par des fymptomes particuliers, il ne faudrait pourtant pas en conclure que
le tiffu de cette bourfe fut infenfible ; car nous avons
démontré que le canal cholidoque était doué d'une
fenfibilité exquife par une obfervation affez rare ; or
ce canal n'eft cenfé être qu'une continuation de la
véficule du fiel par le conduit cyftique placé entre
ce vifcère & le canal ; donc l'un ne peut pas être
fenfible que l'autre ne le foit : d'ailleurs, l'anatomie
nous fait voir que cette véficule eft compofée d'autant
de membranes que l'eftomac & les inteftins ; par
conféquent, elle eft formée de même qu'eux d'un
plan mufculeux, d'un autre nerveux ; ainfi l'on doit

E 4

la regarder comme fenfible : il eſt vrai que ce caractère ne ſe fait pas remarquer dans les cas de pratique que nous avons rapportés ; mais il en eſt d'eux comme des cas que la veſſie fournit journellement ; n'obfervons-nous pas fréquemment que de groſſes pierres, ou beaucoup de fable & de graviers volumineux, ont féjourné pendant pluſieurs années dans cet organe, avant de cauſer les cruelles douleurs dont ſe plaignent ceux qui ſont attaqués de la pierre, qui périſſent pour l'ordinaire faute de pouvoir uriner, à moins qu'on ne pratique ſur eux l'opération de la taille ; ce ſont les reins plutôt que la veſſie qui paraiſſent douloureux à ces ſortes de malades, par le reflux continuel de l'urine dans ces organes, & de même qu'on ne ferait pas fondé, faute de ſymptomes de ſenſibilité rapportée à la veſſie ou aux reins, de conclure que ces viſcères ſont inſenſibles, auſſi ne devons-nous pas porter ce jugement de la véſicule du fiel, parce qu'ayant été remplie de calculs biliaires, elle n'a donné aucune preuve de leur préſence par la douleur qu'ils auraient pu occaſionner.

Mademoiſelle la Baronne d'Eſparre, que j'ai traitée d'une hydropiſie produite par pluſieurs cauſes que l'ouverture de ſon cadavre m'a dévoilées, avait beaucoup de pierres & de graviers dans un rein ; elle ne pouvait uriner que par le miniſtère de l'autre ; la véſicule du fiel contenait une pierre d'un fort gros volume ; cependant, avant qu'elle fût attaquée de fa dernière maladie, & pendant une partie de son cours, il n'y avait aucune apparence de douleurs qui indiquaſſent la préſence de ces pierres & graviers ; on ferait mal fondé, ſi l'on penſait que ces cauſes ont été les ſeules qui l'ont arrachée à la vie ; ſi elles y ont concouru, ce n'eſt que ſur le déclin de la maladie. Il convient donc de penſer que la véſicule du fiel ne donne preſqu'aucune marque de ſenſibilité, lorſque des pierres la rempliſſent, & que ſi nous la croyons douée de cette faculté, ce n'eſt que par l'obſervation anatomique, à laquelle nous ne pouvons nous refuſer, attendu qu'elle doit être là principale règle de nos jugemens dans cette matière.

I I.

Inſenſibilité des Aponevroſes, du Péritoine, de l'Épiploon & du Méſentère.

J'ai ſouvent admiré, dit Mauſqueſt de la Mothe (Traité complet de Chirurgie, 3e. vol. pag. 152.), comment le haſard peut conduire une épée à travers tant de parties dont le bas-ventre eſt rempli, ſans en bleſſer aucune, & comme cet Auteur venait de rapporter l'hiſtoire de deux perſonnes mortes chacune d'un coup d'épée qui avait pénétré dans l'abdomen, ſans avoir bleſſé d'autres parties que la veine cave dans l'un, & l'aorte dans l'autre, de manière à occasionner une extravasation subite de tout le sang dans l'étendue du bas - ventre ; j'ai admiré, continue-t-il, comment l'épée put directement ouvrir ces vaisseaux, après avoir épargné toutes les autres parties, ce qui fut un objet aussi triste que malheureux, puisqu'il en fit mourir un peu de jours après, & l'autre tout-à-coup, sans proférer un seul mot, comme si le coup lui eut percé le cœur. Un Chirurgien aussi expérimenté, aussi habile que l'était de la Mothe, n'a pu s'empêcher de témoigner son étonnement à la vue de ce phénomène, quoique fatal aux blessés ; j'admirerai donc avec bien plus de fondement le cas particulier que présente à la Chirurgie l'histoire d'un homicide de soi - même qui n'a pu réussir dans son dessein : je vais l'exposer succintement.

M. * * *, âgé de près de trente - cinq ans, né à Paris d'une famille très - honnête, avait toujours mené une bonne conduite dans cette ville ; mais des sentimens de générosité pour ses amis, joints à la médiocrité de sa fortune, avaient épuisé les ressources qu'il pouvait avoir ; il se détermina pour lors à rejoindre quelques-uns de ses parens fixés à Lyon, dans le dessein de vivre avec eux. Passant par Auxerre, vers le mois de Juillet 1768, il se retira dans une Auberge, & se livra à des réflexions désespérantes sur le triste état auquel il craignait de se voir réduit ; il ne lui restait plus que 14 livres pour sa dépense, &

l'espérance qu'il avait mise dans la tendresse de ses parens; il fut en conséquence combattu par la certitude de sa misère présente & l'incertitude d'un sort plus heureux, ce qui lui fit prendre la résolution, toujours blâmable, de se défaire; il l'exécuta le lendemain de son arrivée. Comme cet homme voulait réussir dans son projet, il ferma la porte de sa chambre, monta sur son lit, plaça perpendiculairement son épée sur le carreau, la garde en bas, la fixa avec les mains & se jetta précipitamment sur la pointe: cet instrument, qui était triangulaire, figuré en carrelet ou trois quarts, large dans ses trois faces, perça l'abdomen, trois doigts au-dessous du cartilage xiphoïde & deux au-dessus de l'ombilic, entre les deux muscles droits, je veux dire, au milieu de la ligne blanche, qui sert d'aponevrose à ces parties charnues, pénétra obliquement dans la capacité du bas-ventre, se fit jour par derrière, à côté d'une des dernières vertèbres dorsales, & passa trois à quatre pouces au-delà du corps; ce coup renversa le suicide, qui eut encore assez de présence d'esprit & de forces pour retirer habilement son épée; le Chirurgien fut aussitôt mandé; il visita ses plaies qui lui parurent proportionnelles à la figure & à la largeur du fer, dont on s'était servi, c'est-à-dire, que la blessure faite à la partie antérieure de l'abdomen était beaucoup plus grande que celle que l'on remarquait à côté des vertèbres dorsales, mais toutes deux étaient figurées de

même ; la grande faibleſſe où le malade ſe trouvait,
ſans avoir répandu de ſang, venait probablement de
ce que ſon eſprit avait été ſaiſi & un peu dérangé par
cette action à laquelle il ſurvivait ; c'eſt pourquoi le
Chirurgien lui fit donner de bons bouillons, le ſaigna
le lendemain au bras & ne tira que trois ou quatre
onces de ſang, parce qu'il craignait que ſon malade
n'expirât ſous la lancette. Je fus enſuite appellé pour
donner mon rapport ſur ſon état, & après avoir examiné les plaies que je m'imaginais devoir être com-
pliquées, je lui preſcrivis l'uſage des demi-bouillons
d'heure en heure, même plus ſouvent, ſi la faibleſſe
l'exigeait, & celui des infuſions de plantes vulnéraires.

Deux jours après, je permis qu'il fût tranſporté
dans notre Hôtel-Dieu, & en quinze jours notre
bleſſé ſe tira de ce pas périlleux, après avoir ſuivi
un régime exact, & réparé la perte de ſes forces par
des nourritures ménagées. Pendant le cours de ſon
traitement, je n'apperçus point de ſymptomes allar-
mans, ſi vous exceptez la grande foibleſſe, l'inſomnie,
un mouvement convulſif momentané, & quelques
rêveries qui ne durèrent que les trois premiers jours :
les bleſſures furent traitées fort ſimplement ; leurs
lèvres ſe réunirent fort vîte, ſans qu'on eût été obligé
de les dilater. Je craignis avec beaucoup de fondement, que cette guériſon ne fût qu'apparente, &
que le Chirurgien n'eût (paſſez-moi l'expreſſion)
renfermé le loup dans la bergerie, comme il arriva

à Mausqueſt de la Mothe qui, ſéduit par une fauſſe tranquillité dont jouiſſait ſon malade, & par le défaut d'apparition de ſymptomes , traita auſſi ſimplement une plaie à-peu-près ſemblable, mais fut convaincu par ſon expérience qu'il était dans l'erreur, car ſon bleſſé mourut le huitième jour, après en avoir paſſé cinq dans une tranquillité parfaite. L'ouverture faite de ſon cadavre·, on trouva que l'iléon était percé en trois endroits, que les plaies étaient ſi petites qu'à peine pouvoit-on les appercevoir, & qu'il ne s'était fait aucune extravaſation dans la capacité du bas-ventre. Notre Chirurgien aurait pu être ſurpris comme l'avait été M. de la Mothe dont le malade paraiſſait dans une poſition plus favorable ; mais heureuſement la providence ne permit pas que M.*** en ſe paſſant l'épée au travers du corps, bleſſât quelques parties intérieures, eſſentielles à la conſervation de la vie.

Ne pourrait-on pas conclure de cette importante obſervation, l'inſenſibilité des aponevroſes, du péritoine, de l'épiploon & du méſentère? Je m'en rapporte au jugement que mes Lecteurs en porteront.

I I I.

Inſenſibilité de la Dure - mère dans les opérations du Trépan.

Un Languedocien ayant reçu un coup à la tête, tomba dans le même moment dans un aſſoupiſſe-

ment avec fièvre violente, accompagnée de mouvemens convulſifs. Son Médecin crut d’abord qu’il y
avait du ſang deſſus la dure-mère : l’opération du
trépan faite démontra qu’il ſe trompait dans ſa conjecture ; mais comme les accidens continuaient, il
ne douta pas un inſtant qu’il n’y eût extravaſation
de ſang entre la dure & pie-mère ; de ſorte qu’il
commençait à déſeſperer, lorſqu’ayant apperçu bour-
ſouffler la dure-mère, il penſa qu’il était à propos
de faire ouvrir cette membrane avec les ciſeaux,
pour favoriſer la ſortie du ſang, ce qui fut exécuté
ſans inconvénient, & ſauva la vie au malade.

On voit par cette obſervation, que les bleſſures
de la dure-mére ne ſont pas auſſi dangéreuſes que
pluſieurs Phyſiologiſtes modernes ont voulu le faire
croire, puiſque cette membrane coupée avec des
ciſeaux, loin de faire naître des déſordres dans la
machine, a contribué par la ſection qu’on y a prati-
quée, à ſauver la vie à une perſonne qui, ſans ce
moyen, l’aurait infailliblement perdue. Cette reſſource
eût échappé à tout autre Médecin qui aurait été
trop timide ou livré trop aveuglément aux anciens
préjugés

J’ai démontré par mes expériences combien peu
était fondée cette crainte qu’on avait eue juſqu’à
préſent à l’égard de la dure-mère dans les opérations
du trépan : ſon inſenſibilité eſt une ſauve-garde

contre les scrupules que l'on pourrait se former ; elle est sensible à la vérité dans certains points, sur-tout vers la base du crâne à laquelle se rendent quelques branches de nerfs, comme je l'ai observé dans un chien & dans un autre animal à qui l'opération du trépan avait été faite sur l'os occipital ; j'ai même poussé plus loin ma curiosité ; j'ai tenté des expériences sur le cerveau par lesquelles j'ai pareillement démontré qu'une grande partie de sa substance molasse était insensible, & quoiqu'il me parût téméraire de m'élever contre la croyance de tant d'habiles gens de l'art, conservée dans nos fastes, pour ainsi dire, jusqu'au tems où nous vivons, & regardée comme une vérité incontestable, j'ai néanmoins osé avancer que la sensibilité du viscère mentionné, & la convulsion ne commençaient que lorsqu'on était parvenu à la substance des corps cannelés. Un nombre suffisant d'expériences conformes en tout dans leurs résultats, m'avaient autorisé à cette démarche d'autant moins hasardée, que j'étais plus disposé à faire connaître cette vérité ; elle est assurément précieuse pour la physiologie, & doit être regardée comme une découverte utile pour la chirurgie qui, dans les opérations du trépan, serait en droit de ne pas tant ménager la moëlle du cerveau dans les cas de gangrène, qui mettent la vie de l'homme dans un danger dont il serait possible de le tirer, en retranchant ce qui est vicié, pour conserver ce qui est sain, parce que je pense que le cerveau se régénère comme les autres parties du corps.

I V.

Insensibilité des Poulmons.

M. Lepère, secrétaire de notre Société littéraire, est mort si desséché, qu'à l'ouverture de son cadavre, on n'apperçut dans l'intérieur aucune goutte de sang ni d'humeur ; il n'y avait d'humide que les ulcères qu'on découvrit dans sa poitrine tout-à-fait desséchée, dont les poulmons étaient de toutes parts adhérens à la plèvre & aux côtes : dans la circonférence du foie, se trouvaient des sillons tels que ceux qu'on remarque quelquefois sur la rate, & qui, selon Fernel, sont formés par la sécheresse : les ulcères étaient renfermés dans des tubercules comme dans autant de boîtes, appellées kistes par les gens de l'art. Pendant sa maladie qui dura plusieurs années, il ne s'était jamais plaint de la poitrine, il n'y sentait aucune douleur ; l'estomac était la seule partie qui le faisait souffrir à cause des vents qui s'en emparaient, & l'acidité des levains qui molestaient ce viscère, & y excitaient de fréquentes contractions ; aussi, ce défaut de douleur dans la poitrine faisait croire à M. Lepère que les Médecins se trompaient en attribuant sa maladie au poulmon, tandis qu'il ne rapportait ses souffrances qu'au ventricule qui effectivement était dérouté

dans

dans ses fonctions, & incapable de digérer les alimens. De cette remarque on peut conclure que le tissu des poulmons est insensible, puisque ces organes de la respiration, après avoir été tant maltraités, déchirés, ulcérés, en ont imposé au malade par leur insensibilité, jusqu'à lui persuader que les Médecins étaient dans l'erreur en assignant dans ce viscère le siège de sa maladie. Confirmons cette opinion par une autre observation.

M. le Maigre de Croisy, Avocat en Parlement, demeurant à S. Fargeau, éprouva pendant seize ans des douleurs étranges dans la région des lombes, que les uns prenaient pour une affection des reins, les autres pour une altération du foie. Dans cet état, le lait était sa nourriture ; il en prenait plus de trois à quatre pintes par jour en différentes fois. Ce régime ayant été interrompu par une fièvre continue avec redoublemens & augmentation de douleur, il lui survint une liberté de ventre & une hémorragie par bas si considérable, qu'il perdit toute sa couleur naturelle, & devint pâle comme un mort. Ces accidens cessés, mais sa fièvre continuant toujours, il mourut d'inflammation au mésentère, qui gagna la partie postérieure de l'estomac, sans qu'on observât en lui d'absences d'esprit, de rêveries, de jactations de nerfs, de mouvemens convulsifs, ni de hocquet; il ne perdit même la connaissance qu'un instant avant de mourir. L'ouverture faite de son cadavre, on trouva

Tom. II.   F

la partie antérieure des poulmons gauche & droite adhérente aux côtes, sans que M. de Croisy eût éprouvé de difficultés à respirer; ni qu'il fût mort de fluxion de poitrine. Les poulmons étaient légèrement altérés, mais assez desséchés & très-obstrués. Cette adhérence ne provenait pas de la maladie présente, puisqu'il n'y avait aucune inflammation en cette capacité, ni toux, ni douleur à la poitrine. Dans l'abdomen, outre l'inflammation du mésentère, d'une partie des intestins & de la partie postérieure de l'estomac, on découvrit la poche d'un abcès à la racine du mésentère & entre les membranes, long de huit à neuf pouces, & large de deux : le dedans n'offrit rien qu'une altération de couleur dans sa surface intérieure, & quelques petites schirrosités; sans doute que l'abcès se vuidant, des petits vaisseaux meseraïques s'étaient ouverts, ce qui occasionna la faiblesse, & priva le malade de sa couleur ordinaire ; on peut croire aussi que l'âcreté de l'humeur qui sortait de la poche, avait donné lieu à l'inflammation aussi bien qu'à l'hémorragie & à la fièvre qui revint près de deux mois après que l'abcès se fut vuidé.

Après ces observations qui valent bien des expériences, nous pouvons dire avec certitude que les poulmons ne jouissent presque point de la sensibilité, puisque M. de Croisy pendant le cours de sa longue maladie, n'avait jamais ressenti de peine dans les mouvemens de sa respiration, ni inflammation, ni

douleur dans ces viſcères; qu'il n'eſt pas non plus mort
de fluxion de poitrine, & que cependant on a trouvé
dans cette capacité la partie antérieure des poulmons
adhérente aux côtes, & leur ſubſtance altérée, deſſé-
chée, obſtruée. D'où pouvait donc venir ces adhérences, ces obſtructions, ce deſſéchement d'organes qui
n'ont pas ſemblé ſouffrir en aucune façon, quoiqu'on
eût tout lieu de conjecturer que l'inflammation avait
précédé ? On ne ſçaurait rapporter ces phénomènes
qu'à l'inflammation du bas-ventre, qui a produit
l'abcès du méſentère. Voici en conséquence comme
je raiſonne. L'inflammation ſurvenue au méſentère
ne s'eſt déclarée qu'à la ſuite de douleurs étranges
dans la région des lombes, dont le malade avait été
tourmenté pendant ſeize ans : on ne peut ſuppoſer
une douleur ſi conſtante & ſi longue, ſans penſer que
le ſang ſe ſoit porté plus volontiers dans ces parties
affligées; il y aura ſéjourné, contracté un degré d'épaiſſiſſement conſidérable, aura ſervi comme d'un levain
pour la maſſe du ſang qui ſe ſera épaiſſi à la longue
dans ſes différentes circulations ; mais ce fluide devenu plus épais & viſqueux, obligé de paſſer dans
les vaiſſeaux du poulmon, n'aura pas pu couler
dans leurs extrêmités auſſi librement qu'il le faiſait
auparavant; par conséquent il les aura oblitérés ou
obſtrués : ces obſtructions ſe feront faites petit-à-petit,
de manière que les véſicules poulmonaires ne ſe
feront gonflées que peu-à-peu comme le ventre d'une

perfonne groffe, qui fe diftend infenfiblement à mefure que l'enfant prend de l'accroiffement.

Lorfque le gonflement aura été porté à ce point
de faire emboîter hermétiquement les véficules par
la plèvre, que cette membrane ou enveloppe aura
été diftendue à un certain degré, les adhérences fe
feront formées au moyen de la partie huileufe du
fang & des humeurs fines, autrement dites exhalai-
fons qui s'élèvent dans l'intérieur de la poitrine, dont
la nature fe fera fervi pour la réunion des poulmons
& de la plèvre avec les côtes, comme les maçons
emploient l'eau pour mêler la chaux avec le fable;
& comme l'eau ne peut pas former un corps dur
de ces deux fubftances, fans la chaleur qui diffipe
les parties aqueufes. Les plus fubtiles, la chaleur du
corps continuellement entretenue dans la poitrine par
la circulation & les mouvemens de la refpiration,
aura auffi diffipé le peu de férofité qui aurait em-
pêché leur intime union, & n'aura laiffé que la partie
glutineufe & vifqueufe néceffaire. De-là on conçoit
facilement qu'il a dû furvenir dans la poitrine un
defféchement qui aura augmenté à mefure que la
chaleur aura été plus grande.

Ces obftructions n'ont pas été fuivies d'ulcéres,
parce que le malade faifait un ufage habituel du
lait qui par fes parties aqueufes & butireufes, adoucit
l'âcreté du fang, & s'oppofe efficacement à l'exulcé-

ration, comme par ſes parties caſeuſes il eſt un rafraîchiſſant capable de calmer ſon trop grand mouvement.

Ce n'eſt pas ſeulement comme levain, que le ſang arrêté dans la région des lombes aura cauſé l'épaiſſiſſement de la maſſe, mais c'eſt auſſi par ſon ſéjour : on obſerve journellement lorſqu'on lie le bras ou le pied dans les ſaignées auxquelles on eſt obligé d'avoir recours, que les veines ſe gonflent, & cela pour que le ſang aborde en plus grande quantité à l'endroit de la veine que l'on veut piquer ; la même choſe arrive lorſque le ſang ſéjourne dans une partie quelconque, ou dans les extrémités des vaiſſeaux : dans le premier cas, les vaiſſeaux voiſins ſont comprimés comme s'ils étaient preſſés par une bande ; dans le ſecond, la circulation eſt gênée ou arrêtée dans ces petits couloirs. Or, dans ces deux ſuppoſitions, le ſang eſt obligé de refluer dans les parties voiſines ; ſon volume augmente à proportion des obſtacles qu'il rencontre. Il eſt donc de toute néceſſité que les organes les plus délicats en ſouffrent, ſoient engorgés, ſi les vaiſſeaux qui les arroſent ſont ou trop délicats, ou d'une capacité trop petite, pour permettre un libre paſſage au nouveau ſang accru dans ſa quantité, à moins qu'ils ne ſe rompent comme dans l'eſpèce de M. de Croiſy que pluſieurs ſaignées faites de tems à autres auraient peut-être délivré de tous les accidens qu'il a éprouvés après une longue ſuite de douleurs.

F 3

Si l'abſence des ſymptomes qui annoncent d'ordinaire les adhérences, les obſtructions, le deſſéchement des poulmons & de la poitrine, paraît ſurprenante, l'abſence de la douleur ne ſera pas moins un ſujet d'étonnement ponr ceux qui penſent que les poulmons ſont ſenſibles. Comment peut-on concevoir, s'il y a vraiment de la ſenſibilité dans ces organes, qu'elle ne ſe ſoit pas manifeſtée dans cet état déplorable où ils étaient réduits ? Je crois bien que, comme ils ſe ſont gonflés peu-à-peu ainſi que le ventre d'une femme groſſe, la douleur aurait pu n'être pas bien grande ; mais que les poulmons aient contracté adhérence dans la partie antérieure gauche & droite, que ces adhérences ayent duré long-tems, ſans avoir cauſé de la douleur, c'eſt ce que je ne puis m'imaginer, ſi ces viſcères ſont doués de ſenſibilité ; concluons donc qu'ils en ſont dépourvus ou qu'elle eſt bien faible, & cette opinion, je l'embraſſe avec d'autant plus de confiance, que les deux obſervations que j'ai rapportées en forment une démonſtration plutôt qu'une preuve. Si la chaleur des poulmons a cauſé dans M. de Croiſy un deſſéchement de poitrine, on peut aſſurer que l'hémorragie ſurvenue dans ſa dernière maladie n'y a pas peu contribué, auſſi bien que la fièvre continue occaſionnée par l'embarras des lombes & devenue inflammatoire par rapport à l'humeur de l'abcès qui s'eſt formé dans le méſentère.

V.

Convulsibilité, Insensibilité du Tendon.

On prétend que la piquure d'un nerf fait tomber la partie en convulsion; c'est la piquure de Henri III qui a donné lieu à cette erreur. Fort souvent on pique les nerfs à des chiens sans qu'il survienne de convulsions; les parties où les nerfs vont aboutir éprouvent seulement un léger trémoussement, ce qui s'observe aussi lorsqu'après avoir coupé le nerf entièrement, on pince l'endroit coupé avec la pointe d'un scalpel, mais dans ces deux cas point de convulsion. Outre cette expérience, on peut assurer que quand on pique un nerf, il se fait fluxion, & que cela doit empêcher les esprits d'y passer; ainsi donc, il arrivera plutôt paralysie des parties dans lesquelles le nerf se distribue, mais on prend le tendon pour le nerf; or, le tendon n'étant qu'une continuation des fibres du muscle qui font seulement plus serrées, si on les pique, il se fait extravasation; ce qui est extravasé fermentant, il s'en détache quelques parties pour se rendre dans les fibres musculeuses qui font une continuation de celles-ci, & comme elles font hétérogènes aux esprits, la convulsion survient; ou bien, comme on ne peut pas mettre le muscle en action, sans ressentir de la douleur, à cause de la fluxion du tendon, il est impossible de remuer le membre, & ce défaut d'action reſſemble à la convulſion. D'après cette théorie que j'ai plus amplement détaillée dans mes Lettres ſur la Convulſibilité, tout Phyſicien conviendra que, reconnaître de la convulſion lorſqu'un nerf eſt offenſé de quelque manière que ce ſoit, & admettre de la ſenſibilité dans le tendon, c'eſt ſe refuſer à l'évidence & contrarier les loix de la nature dans un moment où l'obſervateur devrait ſe faire une étude de la rappeller à ſes vrais principes, dont on s'eſt malheureuſement écarté pour donner plus d'éclat à des ſyſtèmes imaginaires.

V I.

Ligature de la Veine-porte, de l'Artère hépatique & méſentérique, des Veines & Artères émulgentes.

La ligature de la veine-porte & de l'artère hépatique & méſentérique n'occaſionne pas d'inflammation dans les inteſtins par le ſang qu'elle y porte; pluſieurs chiens ont été ſacrifiés à cette épreuve; on a pouſſé plus loin la curioſité; en empêchant que la bile ne ſe ſéparât, on eſpérait cauſer un ictère à l'animal opéré; mais l'expérience n'a pas réuſſi; le chien eſt mort bientôt après ſans ictère & plongé dans un aſſoupiſſement qui le faiſait appuyer plus ſur ſon muſeau que ſur ſes pieds.

Autre Expérience confirmative. Un jour, on lia les artères & veines émulgentes à un chien; deux heures après l'opération, il eut des naufées & des vomiffemens qui fentaient l'urine ; cet animal furvécut vingt-quatre heures à la ligature, mourut affoupi comme s'il était tombé en léthargie ; on ne trouva point d'eau dans les ventricules du cerveau.

Quelques Auteurs prétendent que fi on lie les nerfs qui vont aux reins & autres glandes, il ne s'en fépare rien ; à cela je réponds : premièrement, l'opération eft impoffible, parce que les nerfs y entrent en partie par-deffus l'artère, en partie par-deffous, & l'on ne faurait les lier fans faire une ouverture trèsgrande : fecondement, cela ne prouverait pas que les efprits font abfolument néceffaires pour la fecrétion, puifqu'on déduirait pour lors le défaut de fecrétion de l'urine de l'inflammation qui fe ferait dans les reins, & non pas du défaut des efprits : troifièmement, quand on feringue de l'eau dans les artères émulgentes d'un chien mort, elle fe philtre bien & paffe par les urethères, cependant il n'y a point d'efprits qui leur donnent de l'action ; & dans une paralyfie de reins, l'impulfion des artères fait au moins l'effet du pifton que l'on pouffe : une glande paralytique, atrophiée ou pourrie, ne peut, je l'avoue, rien féparer, mais tout m'autorife à croire que dans l'expérience propofée, fi toutes fois l'opération était praticable, l'urine fe féparerait jufqu'à ce que le rein fût ou pourri, ou enflammé, ou atrophié.

VII.

Mouvement d'Irritabilité.

J'ai vu en 1757 à l'Hôtel-Dieu un homme qui, quelques heures après avoir mangé, rejettait tous les alimens ; je soupçonnais qu'il était attaqué d'un schirre à l'orifice intérieur du ventricule qui empêchait les solides de pénétrer dans le duodenum.

J'employai pour le guérir, les remèdes que je jugeais les plus efficaces, les vomitifs, les purgatifs, les fondans & les apéritifs, mais infructueusement. Le malade ennuyé du peu de succès qu'il rétirait de ces secours, sortit de l'hôpital, retourna dans son pays : quelque tems après j'appris par son Chirurgien qu'il y était mort, que son cadavre ayant été ouvert on avait trouvé au fond de son estomac un morceau de plomb de figure irrégulière, assez considérable pour oblitérer le canal des intestins, & empêcher que les alimens poussés par le mouvement péristaltique de l'estomac n'entrassent dans le duodenum, ensorte, que le viscère devait être irrité dans le tems de la digestion, & par un mouvement retrograde, rejetter les matières alimenteuses à moitié digérées, ce qui a conduit insensiblement notre malade à un marasme universel, & enfin à la mort : il aurait pu guérir par un usage journalier de certaines préparations mercurielles. Les heureuses observations de M. le Dran fur la diffolution du plomb dans la veffie par le moyen du mercure, nous auraient invités à les employer & nous auraient fait efpérer une cure radicale, mais les payfans font fouvent d'un génie fi borné, qu'on les prendrait plutôt pour des automates, que pour des gens capables de donner le moindre éclairciffement fur la caufe de leurs maladies.

L'eftomac jouit de deux fortes de mouvemens, l'un progreffif ou périftaltique, par lequel les alimens en parties digérés dans cet organe, font pouffés dans le duodenum; l'autre, rétrograde ou antipériftaltique, qui au lieu de les conferver pour l'œuvre de la nutrition, les chaffe au contraire au dehors. Ce double mouvement eft vermiculaire, involontaire, contre les Sthaliens, ne dépend que de l'irritation faite à la membrane mufculaire du vifcère qui en eft le fiége. Ce mouvement à qui on a donné le nom d'*Irritabilité*, connu depuis peu, annoncé fi favamment dans les écrits de M. Haller, a été non-feulement développé, mais même démontré par expériences, quant à fa nature & fes propriétés, dans les Lettres que j'ai adreffées à ce grand homme; je ne puis en conféquence me figurer pourquoi M. le Cat a traité les idées, ou pour mieux dire les vérités fur lefquelles fon exiftence eft fondée, *d'idées métaphyfiques non-feulement abftraites, mais révoltantes & incompréhenfibles.* Ce font cependant des vérités phyfiques, le moins fujettes à conteftation, & les corollaires que

j'en ai tirés ont avec elles une liaison parfaite. Voilà
l'unique réponse que j'aurais dû faire au célèbre Aca-
démicien de Rouen, & c'est celle que je fais aujour-
d'hui à plusieurs autres Physiciens recommandables
qui, comme lui, n'ont pas bien compris mon système :
ce qui me fâche le plus, c'est de voir dans un ouvrage
moderne qu'on interprète mal ma conduite vis-à-vis
M. Zimmermann ; ce ne sont point des absurdités
que je lui ai reprochées, ce ne sont pas même des
reproches que je lui fais ; après avoir bien consulté la
nature dans les animaux vivans, & reconnu les motifs
qui avaient induit M. Zimmermann en erreur, j'ai
pris la liberté de les lui faire connaître, & ce savant
Médecin (a) s'est empressé d'avouer la bonté de mes
Observations, comme j'avais été le premier à rendre
justice à l'étendue de son savoir, à la droiture de ses
intentions ; c'est par la communication réciproque des
lumières que l'empire des sciences a fait des progrès si
rapides, tandis que la plupart des arts sont encore au
berceau ; il serait bien à désirer, pour la gloire de la
Médecine & l'avantage de la société, que les prati-
ciens s'éclairassent ainsi mutuellement, ils seraient
moins exposés à faire des victimes de leur peu de

(a) Aujourd'hui premier Médecin du Roi d'Angleterre,
dans l'Électorat d'Hanovre ; on ne peut mieux faire son
éloge qu'en disant : il vient de mériter l'estime & la confiance de Frédéric *le Grand*.

connaiſſances, & ſouvent de leur entière ignorance.

Appelé par mon état à des travaux plus eſſentiels, dont je me verrais avec peine détourné, je finis ici ce Mémoire & c'eſt le dernier de ceux que je devais au public ſur la Senſibilité, l'Irritabilité, la Convulſibilité & l'action du cerveau; je crois avoir ſuffiſamment éclairci ces parties intéreſſantes de la Phyſiologie; mes expériences, dont il va paraître une ſeconde édition dans ma Correſpondance avec M. Haller, acheveront de convaincre ceux qui auraient encore quelques doutes ſur l'évidence de ma doctrine que je ſoumets très-volontiers au jugement des ſavans.

A Auxerre, le 25 Juillet 1786.

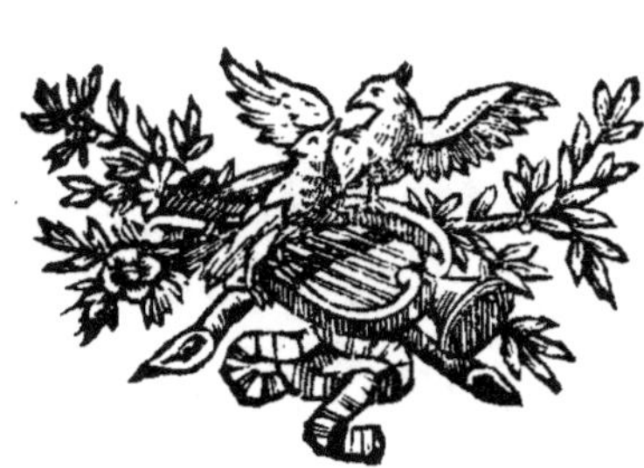

MÉMOIRE VIII.

SUR CETTE QUESTION,

Quel eſt le mouvement des humeurs au-delà des vaiſſeaux ? c'eſt-à-dire, dans des parties deſtituées de vaiſſeaux propres à les recevoir ? Autrement, quelle eſt la nature de la force qui l'introduit dans ces parties telles que l'épiderme, les poils, les cornes, &c.; pour ſervir à leur nutrition, force qui paraît avoir de l'analogie avec celle qui diſtribue les humeurs dans les plantes ?

Préſenté à l'Academie Impériale de Pétersbourg.

INTRODUCTION.

INTRODUCTION.

Des circonſtances particulières, que je ne pouvais prévoir, m'obligent de traiter aujourd'hui une matière que je réſervais pour une nouvelle édition de ces Mémoires.

L'Académie Impériale des Sciences de Pétersbourg avait propoſé pour la ſeconde fois & renvoyé à l'année 1786 la queſtion qui concerne la force par laquelle la nutrition, pouſſée dans les parties deſtituées de vaiſſeaux propres à la recevoir, telles que l'épiderme, les ongles, les poils, les cornes, &c. ; la force du cœur ſuffit pour conduire le ſuc nourricier juſqu'aux dernières ramifications des vaiſſeaux ; mais elle demandait quelle eſt la nature de la force qui l'introduit dans les parties ſuſdites & qui paraît avoir de l'analogie avec celle qui diſtribue les humeurs dans les plantes ? Quand on n'aurait fait que frayer la route à l'explication déſirée, & cela par des expériences nouvelles, ou même par des conséquences légitimement déduites de vérités déjà connues ; l'Académie se ferait contentée de semblables recherches & leur aurait adjugé le prix.

De onze Piéces que l'Académie a reçues, il ne s'en est trouvé aucune qui touchât le fond même de la question , quoique quelques-unes continssent de bonnes observations ou réflexions ; deux en particulier ont paru mériter qu'on en fit une mention honorable ; la première en Français , avec la devise , *multa renascentur quæ jam cecidére* , expose d'une manière également solide & modeste la théorie des fonctions du corps humain , & celle de la digestion en particulier ; l'autre Mémoire en Allemand , avec la devise , *dies diem docet* , pose des fondemens solides, mais sur lesquels il ne construit aucun édifice , sans compter qu'il renferme bien des choses hasardées & d'autres mal exprimées ; mais l'essentiel est que ni l'un ni l'autre ne traitent du *mouvement des humeurs au-delà des vaisseaux* : cependant , vû l'importance de la question , l'Académie

Impériale n'a pas cru devoir l'abandonner, & l'a propofée fous les mêmes conditions, par fon programme du 20 Novembre 1786, pour les Mémoires être adreffés avant le premier Juillet 1787, & le prix adjugé dans l'Affemblée publique de Décembre 1788.

Cette nouvelle ne m'étant parvenue que depuis quelques jours, j'ai vu d'un côté que j'avais trop peu de tems par devers moi pour remplir les conditions du concours; j'ai de l'autre bien des motifs qui ne me permettent pas de différer plus long-tems de propofer mes idées fur un des points les plus importans de la Phyfiologie.

Mon but fera rempli fi ce travail eft utile aux vrais favans, & j'oublierai volontiers que je pouvais afpirer à une Couronne Académique, pourvu que j'obtienne le fuffrage d'une Compagnie, autant illuftre par les hommes célèbres qui la compofent, que par la protection d'une Augufte Prin-ceffe qui par la fageffe de fes loix, par la puiffance de fes armes, par fon amour pour

les sciences & plus encore par ses vertus,
fait voir à ses Sujets, à l'Europe, à l'univers, qu'elle méritait de figurer sur le trône
de *Pierre le Grand*.

A Auxerre, ce 4 Juin 1787.

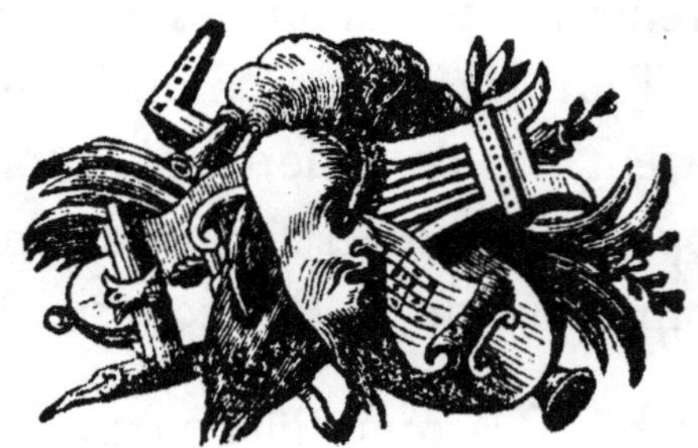

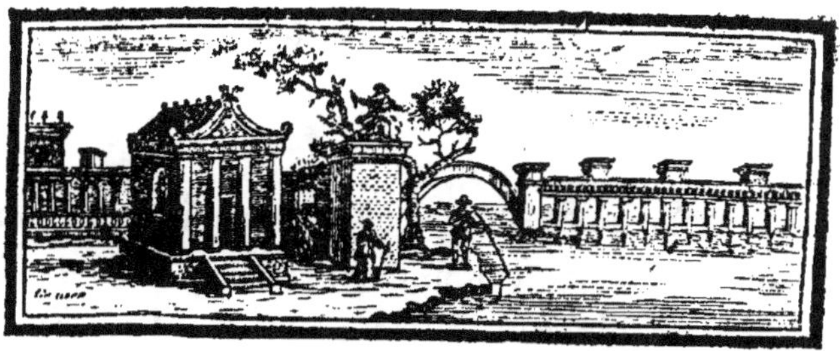

MÉMOIRE VIII.

QUEL EST LE MOUVEMENT DES HUMEURS
AU-DELA DES VAISSEAUX?

§. PREMIER.

Nous avons fait connaître dans nos Mémoires sur les parties fenfibles & irritables, que la fenfibilité réfidait dans le nerf & l'irritabilité dans la fibre mufculaire; l'une & l'autre jouent les deux principaux rôles dans l'hiftoire de l'économie animale; fans le nerf, point de fentiment, point de fenfation, point de mouvement volontaire; fi la fibre mufculaire n'exiftait pas, tout mouvement ferait anéanti; la fibre mufculaire a donc en partage l'empire du mouvement, & la nerveufe celui du fentiment.

G 3

§. I I.

APRÈS la mort, lors même qu'on ne peut plus soupçonner de la senfibilité, ni action morale, le mouvement subsiste ; s'il vient à cesser, il est facilement rétabli dans sa première vigueur, soit par le souffle, soit par l'irritation méchanique ou chymique ; il dure jusqu'à ce que toute chaleur soit détruite ; il se trouve donc dans la fibre musculaire un agent quelconque différent du nerf & de son fluide ; mais j'ai fait voir qu'elle dépendait de l'*Élasticité*, mouvement commun à toutes les parties molles du corps animé & d'un stimulus caché dans la fibre motrice, je veux dire, la chaleur, mouvement intestin, entretenu par la présence d'un fluide électrique.

§. I I I.

PENDANT le cours de la vie, la senfibilité & l'irritabilité se trouvent dans plusieurs parties confondues & marchent d'un pas égal ; ce phénomène se remarque spécialement dans les muscles placés ordinairement plus à l'extérieur que dans l'intérieur de la machine, tandis qu'il s'observe aussi dans les viscères creux & membraneux, destinés à des opérations essentielles, tels que l'estomac, le canal intestinal, la vessie, la matrice, la vésicule du fiel, les artères.

§. I V.

Il eft d'autres parties comprifes parmi les parenchymateufes, telles que le foie, la rate, les reins,
les tefticules, les glandes; parmi les membraneufes,
telles que le poulmon, la peau, &c., dans lefquelles
la fenfibilité n'eft pas réunie à l'irritabilité, parce que
ces organes principaux, ne tiennent rien de la fibre
motrice, fi vous exceptez les artères qui les traverfent
& les arrofent; ils admettent fimplement la fibre
nervale qui ne doit fon action qu'au fluide fubtil
dont les tuyaux nerveux font exactement remplis.

§. V.

Nous en remarquons enfin un certain nombre
qui ne reçoivent point de nerfs, qui n'ont dans leur
tiffu aucune fibre mufculaire; elles font en conféquence privées de mouvement & de fentiment; elles
fervent à abreuver, lier, foutenir des parties molles;
ce font des réfervoirs de liqueurs récrémenticielles
deftinées à rafraîchir & réparer dans certaines circonftances le fang & les humeurs, lubréfier les folides,
entretenir leur foupleffe, en forte que les vaiffeaux,
les nerfs, les mufcles, les parties mufculeufes, glanduleufes, offeufes, puiffent en retirer un avantage
réel & indifpenfable, d'après l'examen des rapports

que l'expérience & l'observation atteftent & conftatent régner dans l'ordre économique des êtres vivans, ce qui forme une chaîne invariable qui s'étend fur toutes les portions individuelles, en forte qu'il ne peut y avoir interruption de correfpondance dans la recette & la dépenfe, fans que le commerce général n'en fouffre plus ou moins évidemment.

§. V I.

LES torts faits à l'exercice des fonctions de la machine corporelle feront donc en raifon du nombre des obftacles, que les différentes circonftances feront naître, comme auffi en raifon de la diminution des produits qui fervent à l'entretien, l'accroiffement & la proportion des parties élémentaires & intégrantes qui compofent les folides & les liquides, entre lef-quels la nature a établi un équilibre & des mouve-mens réglés qui conftituent la bafe de la vie & de la fanté.

§. V I I.

CE que nous avons dit jufqu'à préfent annonce affez clairement que notre machine, partie hydraulique, partie inftrumentale, eft compofée de deux claffes générales de folides, l'une pour les actifs & l'autre pour les paffifs ; dans la première, je place le cœur, fes oreillettes, les artères, la veine-porte, la jugulaire, qui tiennent un jufte milieu entre l'artère & la veine, les mufcles, les parties mufculeufes, efpèce de facs mouvants deftinés à des fonctions effentielles & particulières ; enfin le fyftème nerveux qui joue avec ces corps un principal rôle, c'eft même un acteur dont ils ne peuvent fe paffer : dans la feconde, fe trouvent colloquées les parties qui paraiffent ne point participer au mouvement, exceptés la dure-mère & le poulmon, je veux dire les parenchymateufes, les glanduleufes, les membraneufes, les cartilagineufes, les offeufes, le tiffu cellulaire qui embraffe & lie étroitement la plus grande portion des fibres, l'épiderme, les ongles, les cheveux, &c.

§. VIII.

L'ACTION perpétuelle qui règne dans ces parties actives, vient de la force motrice renfermée dans la fibre mufculaire, foit qu'on la confidère dans l'état de dépendance, comme foumife à l'empire de l'ame, foit qu'on l'envifage comme totalement indépendante ; fous le premier afpect, les nerfs, qui fuivent par-tout cet organe du mouvement, font agités, preffés par des contractions réitérées auffi long-tems qu'il plaît à l'ame de les mettre en œuvre pour l'exécution de fes deffeins ; & fous le fecond, fi les nerfs ont quelque part au mouvement alternatif de dilatation & de contraction, c'eft comme caufe occa-

fionnelle, ils agiffent alors par leur fluide fubtil , que
je penfe être d'une nature électrique; de même qu'on
voit auffi le fang l'entretenir & le foutenir par la
vivacité de fa circulation : le fang & les nerfs feront
donc des agens hofpitaliers, tandis que l'élafticité mu-
queufe & la chaleur naturelle en demeureront jufqu'à
la fin de la vie les principes phyfiques & déterminans.

§. I X.

POUR ce qui concerne les parties paffives , elles
font totalement fous les aufpices, la puiffance & la
protection des actives ; c'eft par la médiation de
celles-ci qu'elles reçoivent l'aliment néceffaire à leur
formation, à leur entretien, à leur accroiffement ;
fans ces ouvrières induftrieufes , le corps périrait,
tomberait dans une inaction parfaite, fuivie d'une
prompte diffolution ; il ne faudrait cependant pas
s'imaginer que ces opérations s'exécutent fans grands
frais de la part de la nature dans les parties paffives ; toutes ont leurs vaiffeaux qui les abreuvent,
les arrofent, les nourriffent par le moyen du fluide
particulier qu'ils contiennent , en forte que l'on
peut affurer & regarder comme un point de doctrine immuable qu'il règne dans le cœur, jufqu'à
l'extrêmité du plus petit cheveu , une correfpondance
intime, non interrompue & libre de tout obftacle,
dans l'état de fanté parfaite, entre les folides & les

fluides , dont dépend abſolument l'exiſtence & la conſervation de tous les individus qui conſtituent notre machine , juſqu'au moment où des cauſes internes ou externes viennent en troubler l'harmonie ; cette correſpondance ne finit qu'à l'inſtant où le décret prononcé pour ſa ſéparation , a ſon plein & entier effet.

§. X.

D'APRÈS ces notions préliminaires , développons une doctrine qui doit répandre une vive lumière ſur l'action des parties organiques qui ſe ſont refuſées juſqu'à ce jour aux recherches de l'œil le plus pénétrant, qui ſe ſont joué des reſſources que l'art croyait trouver dans les obſervations microſcopiques ; pour y parvenir & rompre ce nœud gordien, ſervons-nous des mêmes moyens que nous avons employés pour mettre dans toute ſon évidence l'action des nerfs ; prenons en main l'expérience & l'obſervation , elles ſeront notre bouſſole & notre égide ; nous pourrons alors eſpérer de réſoudre , autant qu'il eſt poſſible , un des plus difficiles problêmes que la Médecine ait propoſé, je veux dire , le mouvement des humeurs au-delà des vaiſſeaux.

§. XI.

L'ACADÉMIE Impériale de S. Péterſbourg paraît

être dans la perfuafion que l'ordre de l'économie animale bien obfervé, la machine fe gouverne par le jeu réciproque des folides & des fluides, que ceux-ci ne roulent dans des vaiffeaux que jufques vers l'épiderme, que ces canaux ne fe prolongent point dans le tiffu de cette enveloppe générale, qu'ils ne pénètrent point dans le corps des ongles ni dans la fubftance des cheveux; en conféquence, elle croit que toutes ces parties ne font que le produit d'humeurs récrémenticielles qui s'attachent, fe collent, fe placent par couches & par addition dans ces différens corps, à mefure que la lymphe qui y aborde, y dépofe quelques particules dont elle fe décharge en leur faveur.

§. X I I.

Je fais que cette opinion a tellement faifi l'efprit des Phyfiologiftes les plus éclairés, qu'il n'en eft prefqu'aucun dont les fentimens ne foient conformes à cette manière de penfer; cependant, j'ofe déclarer que j'envifage le méchanifme du corps humain moins borné qu'on ne fe l'eft figuré jufqu'à ce jour; je me flatte de faire voir que tout eft vaiffeau dans le corps humain, dans les brutes & dans les plantes, que les cellules qui contiennent des matières concretes en font formées, que le Créateur s'eft gouverné affez uniformément dans leur production, leur accroiffement, leur confervation & leur diffolution, mort apparente dans les uns comme dans les autres; je ferai mes efforts pour prouver cette propofition par des faits qui mettront les plus incrédules dans le cas de douter de la validité des opinions généralement reçues ; je ferai connaître enfuite par quelle force les humeurs fe portent vers les endroits où la circulation n'eft point apparente, c'eft-à-dire, vers la plupart des parties paffives, telles que les ongles, la fur-peau, les cornes, les cheveux, &c.; de quelle manière fe fait la nutrition & l'accroiffement dans ces portions du corps animal, qu'on s'imaginerait volontiers en être un hors - d'œuvre, quoique rien n'ait été créé fans deffein par le fublime ordonnateur de toutes chofes.

§. XIII.

PHÉNOMÈNE PREMIER.

LE premier des vaiffeaux qui s'offrent à notre vue eft, fans contredit, le plus long, le plus vafte de tous; c'eft celui qui s'étend depuis la bouche jufqu'à l'anus, terminé dans fes extrêmités par un fphincter qui lui permet de s'ouvrir & de fe fermer : on peut le confidérer comme un véritable alambic, difpofé dans toutes fes parties pour la fection, le broyement, la coction, la divifion & la préparation analytique des alimens, dont une partie, la plus déliée, devenue fluide, fe convertit en chyle, lait naturel deftiné à la réparation des pertes que le fang fait journellement par les fueurs, la tranfpiration infenfible, les urines, les menftrues, la falive & autres évacuations; l'autre partie la plus groffière, inutile à l'entretien du corps & même nuifible lorfqu'elle eft retenue, en eft au plutôt chaffée, en raifon proportionnelle de la quantité de nourriture folide & liquide, dont chaque animal a foin de fe pourvoir.

EXPLICATION.

CE grand vaiffeau fe préfente à fon entrée, garni de deux rangées d'offelets implantés dans des foffettes relatives à leur volume & à leur forme; ils meublent les mâchoires fupérieure & inférieure; ils font blancs; les uns figurent le cône renverfé, les autres le coin, une troifième efpèce eft auffi groffe en bas qu'en haut; on en diftingue donc de trois fortes : les plus apparens font terminés par une furface large & tranchante, propre à couper les corps folides & durs; ils font placés en-devant de la bouche pour faire la première divifion des alimens; on en compte ordinairement dix, cinq en haut, cinq en bas, correfpondans les uns aux autres : à côté d'eux on en obferve à droite & à gauche deux, d'une figure différente, ils font plus arrondis, quoique tranchans, non-feulement ils brifent les folides, mais les ramoliffent, en forment une pâte au moyen de la falive qui s'exprime des glandes, dont les gencives, la voûte du palais, les glandes maxillaires & la langue font abondamment pourvus, ils font au nombre de huit : une troifième claffe d'offelets plus gros, plus réfiftans, rempliffent auffi l'emploi le plus difficile & le plus important, celui de moudre parfaitement les corps foumis à leur preffion, parce qu'ils doivent bientôt fubir une nouvelle élaboration dont ce travail n'eft que le préliminaire ; vous diriez, en les voyant, que ce font autant de petites meules, ils font ordinairement trois, placés à chaque côté & au fond de l'une & l'autre mâchoire ; ces trois opérations s'appellent du terme générique de *maftication*, fonction qui s'exécute facilement par l'action des mufcles de la tête qui font jouer la mâchoire inférieure fur la fupérieure immobile, ou pour mieux dire, par la plus grande partie de ceux qui couvrent la face, affez connus de tous les Phyfiologiftes.

Les alimens réduits en pâte enfilent le canal de l'œfophage, à l'aide de la langue, du mufcle œfophagien & d'un grand nombre d'autres qui entourent & meuvent l'os hyoïde, dont le mouvement double & triple, en raifon de la réfiftance que les gourmands éprouvent, lorfqu'ils veulent faire paffer trop vîte des morceaux d'alimens mal broyés.

La pâte alimentaire parvenue à l'eftomac y féjourne plus ou moins de tems, relativement à la quantité &

qualité des matières qui l'ont formée ; il est censé
que plus le volume & la masse en sont considérables,
plus aussi la digestion est longue, difficile, elle sera
même laborieuse si le sujet est d'une constitution
faible ou délicate, s'il a passé les bornes de la sobriété,
ou qu'il ait mangé des substances inusitées, peu convenables à son tempérament ; mais supposons qu'on se
soit fait une règle de tempérance, qu'on se soit retiré
sur son appétit, & que le choix des mêts ait été le
meilleur possible, nous verrons le ventricule employer
sans gêne ses forces pour perfectionner l'œuvre que
la mastication a commencé ; la pâte nourricière sera
pressée d'un orifice à l'autre par les fibres musculaires longitudinales, tandis que de côté elle le sera
par les circulaires qui sont autant de cerceaux, en
sorte qu'il y aura une nouvelle triturarion d'où résul-
tera l'extrait liquide laiteux, doux & balsamique que
nous connaissons sous le nom de *chyle* ; ce réparateur
recevra son excellence du mêlange exact des différens
sucs digestifs qui se sont incorporés avec la pâte
dont nous avons parlé, ont excité dans elle cette
admirable fermentation, qui de plusieurs humeurs
hétérogènes en produit une homogène.

Quoique l'estomac passe pour le fabricant du chyle,
il n'est pas néanmoins le seul employé à cette importante fonction, les intestins partagent avec lui le
travail, sur-tout les trois grêles dont le premier
nommé *duodenum* reçoit la bile de la vésicule du
fiel

fiel par le canal *cholidoque* , & le fuc pancréatique par le conduit du même nom ; ces deux liqueurs concourent avec les autres qui ont fervi pour la première digeftion , à diffoudre les alimens , à perfectionner le chyle , tandis que les fibres mufculaires du canal qui les renferme , les preffent & féparent ; de la même manière que fait le ventricule , l'humeur nourricière ; & quand la portion la plus groffière eft arrivée dans le duodenum , la grande opération eft prefque achevée ; de forte que les gros inteftins , dépouillés des fucs chyleux , ne font fpécialement occupés qu'à bien mouler la matière excrémenticielle , dont ils fe débarraffent le plus promptement qu'il eft poffible , de peur qu'un trop long féjour de cet inutile fardeau , augmenté par la fubféquente , ne les grève & ne foit préjudiciable à l'œuvre de la digeftion.

§. X I V.

Phénomène I I.

Si l'on foulève le canal inteftinal , l'on obferve qu'il eft fermement affujetti par une membrane épaiffe ; qui s'étend dans toute fa longueur , qu'elle eft adhérente à la colonne vertébrale & revêt une portion confidérable de fa fuperficie ; que fi l'on examine d'un œil curieux la ftructure de ce lien commun , l'on verra qu'il eft couvert de vaiffeaux & de glandes fi artiſtement diſtribués , qu'on les prendrait pour des ruiſſeaux & des petites iſles , tels qu'ils ſont dépeints dans les cartes géographiques , ils ſont remplis d'une liqueur blanche comme le lait ; c'eſt ce que j'ai obſervé avec admiration dans les ouvertures du corps des chiens que j'ai immolés quelques heures après les avoir raſſaſiés ; ce fluide n'eſt autre choſe que le chyle extrait des alimens , qui paſſant dans le réſervoir de Pecquet & le canal thorachique , le renouvelle , l'entretient & le dédommage journellement des pertes qu'il éprouve ; outre les vaiſſeaux chyleux, l'on en voit de ſanguins diſtingués par leurs fonctions, communes avec celles qui regardent la circulation du ſang.

E X P L I C A T I O N.

S I T Ô T que par les forces méchaniques du grand vaiſſeau digeſtif & l'élaboration produite par le mélange des différentes humeurs avec les alimens, notre liqueur nourricière eſt travaillée , elle paſſe peu-à-peu & ſans fougue , par une quantité prodigieuſe d'ouvertures pratiquées tout le long du canal inteſtinal ; ces ouvertures , qui ſe refuſent à la vue , ſont les entrées du chyle dans les vaiſſeaux répandus en forme de rayons ſur une double membrane , connue ſous le nom de *méſentère ;* elle eſt adhérente d'une part aux vertèbres lombaires , & de l'autre à toute la face poſtérieure du canal, comme l'eſt une manchette

autour d'un poignet de chemife ; cette forte membrane a comme elle des plis ; fa furface , parfemée de
glandes, offre des recels précieux que l'Auteur de la nature a ménagés , pour que le chyle ne pafsât point avec
trop de précipitation ni en trop grande quantité dans
le torrent de la circulation ; il était même convenable
que cette liqueur pénétrât par gradation du grand canal
dans un nombre prodigieux de petits , afin que fa
maffe , quoique diftribuée , ne furchargeât aucunement des canaux fins & délicats qui , par leur engorgement , auraient rendu très-difficile & par fuite impoffible la réparation des pertes & le rafraîchiffement
du fang ; auffi tout animal met un intervalle entre
un repas & l'autre , à moins que le volume de fon
corps, fa force naturelle, fon grand appétit, fes exercices violens & réitérés , n'exigent une nourriture
plus forte , plus abondante , plus fucculente ; ce lait
nouvellement fait n'ayant dans le tiffu de fes étroits
vaiffeaux aucune fibre mufculaire pour aider à accélérer
fon mouvement , ne devrait fuivre que l'impulfion des
forces motrices ; mais le canal inteftinal, les mufcles
du bas-ventre , continuellement en exercice , en font
abondamment pourvus ; leurs actions reçoivent un
nouveau degré d'accroiffement par le mouvement
alternatif de la refpiration ; c'eft pourquoi les inteftins flottans dans la capacité de l'abdomen , & les
mufcles obliques & droits du bas-ventre éloignés du
centre de fon habitation ; le chyle ne s'introduira

dans ses petits canaux que lentement, en petit volume & toujours en raison de l'action qui leur est communiquée pour se rendre par suite dans le réservoir de Pecquet, le canal thorachique, & de - là dans les veines qui vont se décharger dans le cœur.

§. X V.

P H É N O M È N E   I I I.

Nous observons que les alimens fluides par leur nature, tels que l'eau, le vin, la bierre, le cidre, la limonade, la tisane, le lait, n'attendent pas que le chyle soit parfaitement élaboré pour passer dans le torrent de la circulation ; l'expérience journalière constate que les boissons pénètrent promptement dans les vaisseaux, non-seulement chyleux, mais dans les sanguins, sur - tout chez les sujets mélancoliques, atrabilaires, vaporeux, chez les sujets délicats & les femmes dont le tissu des parties solides est moins ferme que dans les hommes, principalement dans celles qui font beaucoup usage du café, vin blanc & autres liqueurs vives & spiritueuses.

E X P L I C A T I O N.

Les alimens liquides dont nous nous abreuvons ont une destination très-intéressante dans l'œuvre de la digestion , ils entretiennent & donnent au grand vaisseau la souplesse , la mobilité, le rafraîchissement dont ils ont besoin pour agir sur les alimens, ils contribuent aussi au mélange exact des alimens solides avec les humeurs gastriques, intestinales, pancréatiques, bilieuses, &c. ; sans ces liquides la digestion serait imparfaite, le plus souvent laborieuse, d'où il résulterait un dérangement notable dans l'exercice des fonctions de notre grand vase ; l'extrait chyleux serait grossier, de mauvaise qualité, passerait avec difficulté dans les vaisseaux du mésentère & ses glandes qui pourraient se trouver engorgées , introduirait dans le sang un levain vicié qui corromperait toute sa masse, deviendrait une source féconde de maladies, au lieu d'être un conservateur vivifiant , *principiata etenim retinent naturam principiorum ;* d'où je conclus que l'usage des boissons est absolument essentiel ; il faut à la vérité que leur quantité soit proportionnée à la masse des alimens solides ; le trop ou le trop peu serait également nuisible : il convient aussi que leur qualité soit douce & conforme à la constitution & à la nature du corps qu'ils doivent réparer & soutenir ; des écarts ou des excès dans cette portion de nourriture peuvent se convertir en poison subtil ou lent qui entraînerait la destruction de la machine au lieu d'en être le tuteur & le restaurateur ; ils passent presque subitement de l'estomac & du canal intestinal dans les voies du chyle & de la circulation ; ce qui prouve que les vaisseaux répandus sur la surface du méséntère sont toujours prêts à les recevoir *promptement*, & que leur admission ne se fait point par *absorption*, comme l'ont pensé beaucoup de Physiologistes ; leur séjour dans l'estomac & les premiers intestins fixé par les sphincters & les replis du canal intestinal permet à ces fluides d'enfiler les passages où ils trouvent moins de résistance ; par conséquent, ils pénètrent facilement les ostioles des vaisseaux chyleux & passent dans le sang sans rencontrer d'obstacles, ce qui fait que beaucoup de personnes, dans certaines circonstances, retiennent à peine une demi-heure les alimens liquides ; elles les rendent avec intérêt, ou du moins en grande partie, tandis qu'on peut à peine soupçonner qu'une portion du chyle soit travaillée & ait pénétré dans ses canaux ; ce phénomène ne paraîtra point étonnant aux yeux d'un Physicien éclairé, lorsqu'il considérera que le fluide le plus léger doit naturellement précéder le plus grossier & presque le plus lent, parce qu'il a besoin de se raffiner ; le boire passera donc d'autant plus vîte que son cours & son mouvement sont accélérés par l'action de l'estomac & des intestins où il est contenu ; or, tout Physiologiste sait que l'action de ces viscères est perpétuelle, soit sur les alimens, soit sur les humeurs qui se préparent dans les glandes & leur capacité, pour aider au nouveau travail que des repas répétés dans la journée rendent nécessaire ; cette action est tellement indispensable que quand le grand

vaiſſeau ne contient plus d'aliment, le ventricule &
les inteſtins travaillent ſur eux-mêmes, ſont fatigués,
mettent en jeu les nerfs & la vertu irritable, excitent
l'appétit, c'eſt-à-dire, le déſir de manger qu'on appelle *faim;* que ſi par une raiſon quelconque on ne
le ſatisfait pas, l'air prend la place des alimens, le
vaiſſeau ſe gonfle, fait ſentir par des ſouffrances,
des coliques, des tranchées, des rapports, des difficultés de reſpirer, la néceſſité où il ſe trouve d'être
mis ſouvent en exercice; & l'expérience nous démontre qu'une privation d'alimens trop longuement
ſoutenue, trop ſouvent répétée, entraîne après ſoi des
conſéquences plus funeſtes que l'intempérance.

§. X V I.

Phénomène IV.

Les alimens digérés, convertis en chyle, contenu
dans les vaiſſeaux du méſentère, ſes glandes, le réſervoir de Pecquet, le canal thorachique, ne ſont
plus occupés qu'à ſe rendre ſous cette forme dans des
canaux d'un calibre plus conſidérable, d'une capacité
beaucoup plus grande, qui contiennent un fluide
d'une couleur tout-à-fait différente de celle du nouvel
hôte qu'ils admettent, je veux dire, des vaiſſeaux
chargés de rapporter au cœur le lait nourricier qu'il
recevra dans ſon ſein, qu'il incorporera avec le ſang

en le faifant paffer dans des vaiffeaux d'une autre
claffe, de manière qu'il ne fera plus avec lui qu'un
feul & même individu & fe répandra dans tout l'empire de la circulation pour vivifier, entretenir, fortifier, faire croître toutes les parties du corps humain
& concourir avec le fang à la confervation de la vie
& à la perfection de fes fonctions.

Ce grand œuvre s'exécute par le moyen d'une infinité de canaux dont les uns portent le fang du cœur
aux extrêmités les plus éloignées, ce font les artères;
les autres le rapportent au cœur plus lentement, fans
mouvement extérieur, ce font les veines dont le
nombre furpaffe de beaucoup celui des artères; cette
circulation eft perpétuelle, & ne peut ceffer un inftant
fans faire perdre la vie.

E X P L I C A T I O N.

Le chyle n'a pas plutôt rempli fes tuyaux que fa
partie la plus déliée fe dépofe dans les glandes par-
femées fur la fuperficie du méfentère; il en fort pour
s'introduire dans d'autres vaiffeaux femblables en
tout aux premiers, finon qu'ils font plus gros &
moins nombreux; leur marche fe dirige enfuite paifi-
blement & petit-à-petit dans le réfervoir de Pecquet
& de-là dans le canal thorachique; cette opération
demande du tems, de l'ordre, de l'économie dans la

diftribution, fans quoi ce fluide important accablerait par fa quantité ; la charge doit donc être partagée, & le tout ne fera point abforbé par le fang qui ferait fort gêné à l'arrivée d'un hôte auffi puiffant que lui, qui s'emparerait des logis à fon préjudice. Il arrive dans cette circonftance ce qui fe pratique toujours dans l'adminiftration des finances d'un grand empire; tout l'argent réfultant des impofitions ne revient pas au Prince, chaque perfonne chargée du dépôt en retient une portion & s'engraiffe aux dépens des conribuables, pour enfuite procurer l'aifance à d'autres qui la font vivre; c'eft pourquoi le chyle paye droit de péage au ventricule, aux inteftins qu'il dédommage de leurs travaux, engraiffe le méfentère, nourrit fes glandes, fe porte dans fa plus grande partie au cœur par les veines fous-clavières & la cave, tandis que le furplus eft remis à la difpofition des vaiffeaux lymphatiques, dont les fonctions font avec jufte raifon rangées au nombre des plus importantes; on peut même les regarder comme des ouvriers qui mettent le fceau à la perfection de l'ouvrage, puifqu'ils font chargés de donner au cœur entier la nourriture la plus folide, que d'eux dépendent la formation de la graiffe, l'accroiffement & la forme de chaque partie, & qu'ils portent le plus loin poffible la puiffance du cœur, comme s'ils en étaient les ambaffadeurs nés, puifque les nerfs & les parties qui paraiffent dépourvus de vaiffeaux leur ont l'entière obligation de leur exiſtence & de leur reproduction, lorſqu'une cauſe quelconque vient à les détruire.

La portion du chyle, deſtinée à réparer le ſang, ſe porte au cœur par l'entremiſe des ſous - clavieres & de la cave avec aſſez de promptitude, & pour que l'envoi ne ſouffre d'aucun retardement, la nature a donné en partage à cette derniere le même mouvement muſculaire qui fait agir le cœur & l'oreillette avec laquelle ce tuyau s'abouche immédiatement ; c'eſt-à-dire, qu'on y obſerve le ſiſtole & le diaſtole, double action des plus intéreſſantes par laquelle ſe font la dilatation du canal & ſa contraction pour faciliter l'entrée du ſang dans un de ces ſacs muſculeux appendices du cœur, à qui l'on a donné le nom relatif à leur figure ; auſſi la veine-cave, pourvue de fibres muſculaires, ſe décharge dans l'oreillette droite de ſon fardeau, celle-ci dilatée ſe contracte promptement & verſe le ſang dans le cœur.

Le ſang arrivé dans ce réſervoir commun des veines, ſubit une preſſion des plus vives dont dépendent la perpétuité & la force d'une circulation ſur laquelle ſe repoſe entiérement l'exercice des fonctions vitales, animales & naturelles ; cette liqueur, introduite dans ſon ventricule droit, gonfle ſes parois, les étend en tous ſens, le reſſerrement ſuccède, alors la pointe s'approche de la baſe, il perd en longueur ce qu'il gagne en largeur ; dans ce dernier mouvement, le fang enfile fans peine l'artère pulmonaire chargée de le diftribuer dans tous les lobes du poulmon & de le remettre aux veines du même nom qui le rapportent à un vaiffeau commun, c'eft-à-dire, à la veine pulmonaire ; ce canal s'abouche avec l'oreillette gauche, à l'imitation de la veine cave, pour que de cette appendice le fang puiffe entrer dans le ventricule gauche ; celui-ci s'en décharge par fon mouvement contractile en faveur de l'aorte dont les branches fe multiplient & fe répandent jufqu'aux extrêmités les plus éloignées du corps ; c'eft donc au cœur que nous fommes redevables de ce mouvement circulaire qui va porter l'abondance & la vie dans les retraites les plus obfcures de la machine animale ; nous verrons auffi dans peu qu'on ne peut attribuer à d'autre moteur principal les différentes fecrétions, les nerfs mêmes, ces organes fi merveilleux, fi effentiels, ne pourront s'empêcher de reconnaître fon empire pour la confervation du fluide qu'ils renferment, fluide que nous avons vu jouer un rôle fi important, foit dans l'état de fanté, foit dans l'état de maladie ; mais il eft bon avant de quitter l'hiftoire de la circulation, de nous inftruire de la manière dont l'Auteur de la nature a ménagé des moyens pour que la cheville ouvrière de nos fonctions ne fût pas troublée dans fa marche. Nous avons dit que la veine-cave jouiffait d'un battement alternatif vers fon embouchure ; fa contraction eft l'époque de la dilatation de l'oreillette droite, celle-ci se contracte à son tour, au même instant le cœur reçoit dans son ventricule le sang qu'elle ne cesse d'y verser; ce viscère important, le rendez-vous du sang veineux, est un muscle creux dont la fabrique est admirée de tous les Physiciens & sert de modèle à tous les constructeurs de canaux pour faire prendre aux eaux basses leur niveau avec les plus élevées, par le moyen de châteaux d'eau qui contiennent dans leur enceinte des soupapes qu'on reconnaît dans le cœur sous le nom de valvules; mais si l'on envisage le système vasculeux uni à cet organe principal, l'on concevra aisément que la Machine de Marly, dans sa simplicité, n'a été découverte & construite que par les connaissances que son inventeur a eues de l'admirable circulation établie dans les corps vivans : outre les différentes pompes foulantes & aspirantes qui se rencontrent dans beaucoup d'endroits du corps, tels que les muscles, les parties musculeuses, l'on voit de distance en distance des réservoirs de sang & de lymphe si bien disposés qu'ils ne servent, qu'en tems commodes & réglés, à augmenter la masse du torrent; mais le cœur fait non-seulement passer le sang dans son sein, en qualité de réservoir commun, mais est encore dans le même tems pompe foulante & aspirante, de même que les artères qui ne cessent à son imitation de jouer pour hâter la marche du sang jusqu'aux plus petites branches de leur correspondance.

Le sang en effet, après avoir dilaté le ventricule droit par la contraction de l'oreillette, ne trouve aucun obstacle que dans la barrière qu'offrent les trois *valvules tricuspidales* à la réception d'une trop grande quantité de ce fluide, ainsi qu'à son passage dans l'artère pulmonaire qui n'en admet que ce qu'elle peut supporter ; si par hazard cette résistance est forcée, ces oreillettes & le cœur doublent leurs contractions, de-là viennent les palpitations très-incommodes dans plusieurs sujets, mais excepté cet accident, la prompte contraction du viscère évite cet inconvénient, les valvules *sémi-lunaires* s'ouvrent à l'instant pour laisser passer le sang avec liberté, dans l'artère pulmonaire, les contractions de celle-ci le renvoient dans les veines du même nom qui se réunissent toutes dans un tronc qui s'abouche de même que la veine-cave dans l'oreillette gauche ; c'est pourquoi le sang revenant par les veines qui arrosent les lobes du poulmon entre dans le ventricule gauche du cœur ; alors l'on voit s'opérer la même chose qu'à la réception de cette liqueur dans le ventricule droit; des valvules qui figurent la mitre, nommées en conséquence *mitrales*, s'opposent à l'admission d'un trop grand volume du fluide qui se décharge, au moyen de la contraction du viscère mentionné, dans l'aorte tant *ascendante* que *descendante*, pour être transporté dans toutes les routes de la correspondance désignées par les branches innombrables de ce grand vaisseau.

Quoique le sang soit versé dans les artères & qu'il les parcourt avec une excessive rapidité, il ne faut pas s'imaginer que la seule force du cœur commence & complette l'ouvrage, sans quoi l'on admettrait nécessairement que les vaisseaux sont toujours pleins, comme l'ont pensé plusieurs Physiologistes; il faudrait croire aussi que le sang qui survient, n'est recruté qu'en raison proportionnée des pertes qu'occasionnent les évacuations sensibles & insensibles, on considérerait pour lors le mouvement de sistole comme un coup de piston propre à chasser le fluide dont je parle hors du cœur, qui de son côté pousserait celui qui le précède jusqu'aux extrêmités du corps, pour être ensuite remplacé par le subséquent; ce principe est admissible & vrai dans le jeu des pompes foulantes & aspirantes, parce qu'elles élèvent les liquides, selon une direction la plus voisine de la perpendiculaire, pour être déposés dans un bassin, ou réservoir, consacré à un usage quelconque; mais il ne peut recevoir son application dans le méchanisme du mouvement circulaire, les branches & ramifications de l'aorte sont prodigieusement nombreuses; la plus grande partie d'entr'elles affectent des directions différentes, relativement à leur destination, le coup de piston perdrait toute sa force à l'entrée des branches latérales, il ne la conserverait pas même quand l'on supposerait, ce qui n'est pas vrai, qu'elles auraient toutes une direction droite & parallèle, puisque ces tuyaux font des cônes renverfés dont les bafes feraient voifines du cœur, en raifon proportionnelle de l'éloignement des pointes ou fommets; qu'ils formeraient, depuis leur origine jufqu'à leurs extrêmités, des angles convergens autour des cercles qui, dans cette efpace, iraient toujours en diminuant jufqu'à la plus petite oftiole : il eft donc conftant que la marche du fang dans l'aorte & fes branches fe rallentirait, en fe diftribuant dans les tuyaux latéraux, il ne parviendrait pas facilement jufqu'à ces extrêmités, s'il n'était continuellement preffé par le mouvement de fiftole des parois artérielles; auffi nous ne voyons aucune artère fans battement, la plus petite jouit de cet avantage, c'eft ce qui fe remarque bien évidemment lorfqu'on a le malheur de couper une artère, le fang jaillit comme en fautillant, même dans les plus délicates, c'eft pourquoi toutes recevront cette liqueur, la rendront à des tuyaux de rencontre qui s'abouchent avec elles, & comme le nombre de ces canaux eft très-confidérable, puifqu'il n'a pu être faifi par les plus adroits Anatomiftes, l'on concevra fans peine que celui des veines qui s'anaftomofent avec eux, eft beaucoup plus grand, attendu que l'on compte fouvent deux veines pour une artère.

Le canal artériel devant, felon l'obfervation, porter le fang jufqu'aux recels les plus éloignés avec une rapidité uniforme dans tous les inftans de la vie, il avait non-feulement befoin de cette nombreufe diſtribution & de la double action dont nous avons parlé, mais il était de toute néceſſité, qu'en cas d'obſtacles dans la route, le fluide ne pût retourner ſur lui-même; une pareille contre-marche aurait troublé l'ordre de la circulation, aurait abrégé le cours de la vie par une prompte diſſolution; auſſi, l'Auteur de la nature, dont la prévoyance eſt au-deſſus de toute expreſſion, n'a pas manqué de placer de diſtance en diſtance de fortes barrières; ce ſont des valvules qui ne permettent point au ſang de revenir ſur ſes pas; il a diſtribué ſes canaux de manière que ſi l'un d'eux eſt engorgé, le ſang enfile le canal voiſin qu'il charge pour un inſtant, ou pendant tout le tems que dure l'engorgement; ce qui ne ſe fait pas ſans cauſer un dérangement notable dans l'exercice de quelques-unes des fonctions particulières.

Ce ſang arrivé à l'extrêmité des artères ſe verſe peu-à-peu dans des tuyaux d'un calibre différent, plus multipliés, dans leſquels on ne remarque point le double mouvement de dilatation & de contraction; il coule dans ces vaiſſeaux beaucoup plus paiſiblement que dans les artères; ſon action n'eſt accélérée que dans la veine-porte, dans la jugulaire & la portion de la veine-cave voiſine du cœur dans lequel il ſe décharge dans un volume proportionnel à ſa capacité.

Nous obſervons que ces canaux ſont placés plus près de la périphérie du corps que les artères; que

leurs

leurs valvules font plus nombreufes, que leurs ouvertures par des inftrumens tranchans, leurs fractures par un contondant, &c., ne font pas dangéreufes, lorfqu'on a foin de s'oppofer affez vîte à la perte du fang & de panfer felon les règles de l'art, qu'elles ne s'offifient pas, malgré la grande modération du cours de leur liqueur, que leur engorgement devient la fource de la fièvre, de la plupart des maladies aiguës & chroniques, qu'enfin leur direction, depuis leur naiffance jufqu'au point de leur embouchure avec les oreillettes, eft totalement oppofée à celle des artères ; les unes & les autres forment, à l'égard du cœur, des cônes renverfés, dont les fommets fe réuniffent & fe confondent, de manière que fi les artères, féparément prifes, affectent la convergence, les veines, auffi diftributivement prifes, rapporteront le fang, felon des angles divergens ; par conféquent, une partie de la circulation fera faite en portant la liqueur mentionnée d'un canal large dans des étroits, tandis que l'autre fera parfaitement terminée par fon retour, dont feront chargés une infinité de petits tuyaux qui le remettront dans des grands, pour être verfé dans le réfervoir commun, c'eft-à-dire, dans le cœur d'où il eft parti.

C'eft ainfi que fe fait la circulation du fang, elle obferve les mêmes loix qui règlent la déglutition, la digeftion, la chilification. Pour que ces opérations premières s'exécutent au defir d'une fanté parfaite, il faut que toutes les matières confacrées à la confervation, à l'accroiffement des parties, à l'entretien de l'équilibre établi entre les folides & les fluides, paffent alternativement & par degrés de canaux étroits dans de plus larges, de petits dans des grands, *& vice versâ*, que tous les paffages foient ouverts dans les lieux propres, dans le tems convenable, qu'ils foient proportionnés à leur volume, à leur quantité, leurs qualités & leurs formes ; il eft encore nécéffaire qu'elles foient préfentées avec toutes les conditions requifes aux différentes élaborations qu'elles ont à fubir ; de même, pour que la circulation foit parfaite & ne laiffe rien à defirer, il convient que le fluide, qui doit voyager, ne péche ni dans fa quantité, ni dans fa qualité, que toutes les portes lui foient ouvertes, que les vaiffeaux qui le contiennent ayent le ton, la force, la flexibilité dont ils ont befoin, pour le répandre dans toute l'étendue du corps, dans fes parties les plus déliées & les plus petites, & le rendre au port fain & fauf, c'eft-à-dire, au cœur, fous les aufpices duquel il entreprend fa marche ; ce qui ne peut manquer d'arriver, d'après les précautions que l'Auteur de la nature a prifes pour la réuffite d'un fi grand projet & pour la perfection d'un ouvrage qui fe renouvelle dans tous les inftans de la vie, jufqu'à ce que des caufes ennemies fe joignent & confpirent contre la perpétuité de l'ordre établi, & le détruifent immanquablement par une diſſolution totale, d'après le décret prononcé contre tout être vivant.

§. XVII.

Phénomène V.

Lorsque nous jetons un coup-d'œil curieux ſur les organes intérieurs , nous les voyons tous occupés ſéparément à un ouvrage particulier, dont les réſultats ne ſe reſſemblant en rien , ſe mêlent néanmoins enſemble , pour former une liqueur eſſentielle au bienêtre commun , tandis que d'autres ne ſont travaillés que pour ſe ſéparer de la ſociété ; en conſéquence, ils l'abandonnent après avoir cherché les voies propres à ſortir d'un lieu dans lequel ils cauſeraient un déſordre manifeſte ; c'eſt ainſi que nous remarquons les glandes ſalivaires , celles du palais, de l'œſophage , du ventricule , du prancréas , concourir toutes à préparer le ſuc gaſtrique , dont l'excellence pour l'œuvre de la digeſtion eſt ſcellée par la bile que travaillent & perfectionnent le foie & la rate ; nous remarquons auſſi que tous ces ſucs réunis à d'autres , tel qu'à l'inteſtinal & à la bile de la véſicule du fiel, opèrent non-ſeulement la digeſtion , mais encore la ſéparation de la matière nourricière d'avec l'excrémenticielle , à l'aide des forces méchaniques du grand vaiſſeau dont nous avons parlé §. XIII.

Dans le même tems, d'autres travaillent de toutes leurs forces à séparer des liqueurs qui, par leur sortie, déchargeront le corps d'un poids inutile & grévant, c'est ce que font les reins, les derniers intestins, les glandes de la peau, les nasales, les amigdales, les ongles, les poils, les cornes, la barbe, &c., & même ces recels de liqueurs nuisibles, qu'on doit bien se garder de troubler dans l'exercice utile dont ils se chargent en faveur de la santé; telles sont les articulations, les glandes extérieures, sur-tout celles de la peau solidaire avec le grand vaisseau, la poitrine, les reins & même la tête dans le commerce économique; tous ces grands événemens sont totalement des effets admirables de la distribution des vaisseaux & du mouvement circulaire.

E X P L I C A T I O N.

SITÔT que le sang est poussé par la contraction du cœur dans les vaisseaux artériels, il se distribue dans les différentes branches, dont les ouvertures se présentent à droite & à gauche, il ne trouve aucun obstacle à son entrée dans ces voies qui le conduisent jusques dans les retraites les plus tortueuses & les plus cachées des organes ; c'est pourquoi, l'on voit des artères se répandre dans le foie, la rate, l'estomac, la matrice, les muscles, les membranes & parties membraneuses, dans la poitrine, la tête, les bras,

les jambes, & s'étendre aux extrémités des doigts &
des orteils; tous ces canaux font une continuation
de l'aorte, de même que les branches d'un arbre &
fes rameaux font des prolongemens du tronc, avec
lequel elles ne forment qu'un feul & même corps,
mais dont elles reçoivent le fuc principal qui fert à leur
fubfiftance, à leur accroiffement, à leur état de fanté
& de force; *je dis que ces branches reçoivent du tronc
le fuc principal;* parce que l'obfervation nous apprend que les feuilles & les branches contribuent de
leur côté au bien-être & à la confervation du tronc par
les fucs falutaires qu'elles lui tranfmettent, fucs pro-
venans des rofées dont l'air fe charge & qu'elles abfor-
bent au profit de l'arbre; c'eft ainfi que nous voyons
le corps animal foutenu, non-feulement par la nourriture qui lui eft tranfmife par les premières & fecondes voies, mais encore par l'air imprégné de particules
nourricières & par d'autres agens qui pénètrent par
les pores de la peau, ou font introduits dans les derniers inteftins, la bouche, le nez, &c. paffent enfuite
dans la maffe du fang & lui procurent tout l'avantage
poffible, ou bien la troublent dans fa marche, épaif-
fiffent, diffolvent & corrompent fa fubftance & même
les folides, felon la qualité bonne ou mauvaife des
nouveaux hôtes qu'elle admet dans fon fein; les lave-
mens au bouillon, au petit lait, au quinquina; les
fumigations, les frictions, la préfence des corps odo-
rans, les bains de lait, de plantes nourricières, l'appli-

I 3

cation de certains cataplafmes, l'impreffion funefte
des vapeurs méphytiques élevées des marécages, des
lieux fangeux, des rivières, de la mer, forties des cadavres ou de fouterreins nouvellement découverts;
les vapeurs délicieufes extraites des plantes & des fleurs
que les prairies confervent jufqu'à la fauchaifon, ou
que l'on admire dans les jardins; tous font une démonftration de cette précieufe vérité.

L'arbre artériel étendant fa puiffance fur tous le
corps, l'on croirait peut-être que fon unique travail
ferait d'arrofer tous les endroits par lefquels il paffe;
l'on ne confidérerait alors fon emploi que fous le
point de vue le moins important; fi la liqueur qu'il
contient fe montre à nos yeux revêtu d'une forme
homogène, nous le verrons dans la diftribution de
fes faveurs extraire de fon fein des humeurs d'une
configuration différente & même oppofée, d'une
qualité qui ne lui reffemble en rien & dont la deftination ferait à peine devinée, fi le génie pénétrant
du Phyficien, en épiant fa marche, n'en eut découvert les ufages vraiment créateurs; ici fe développe
une nouvelle chymie; nous avons vu le grand vaiffeau s'occuper avec tout l'art poffible d'élaborations
difficiles, tant pour la confection d'un bon chyle, que
pour la formation & l'affemblage des matières excrémenticielles des alimens qu'il rejette comme indignes
de refter long-tems dans fa demeure, ne voulant fe
réferver que ce qui eft le plus pur; nous avons auffi

remarqué les vaisseaux chyleux fort zélés à remplir leur honorable fonction avec prudence & sagesse, & leur mission couronnée plusieurs fois pendant le jour par une réception ménagée dans l'empire de la circulation. Examinons maintenant la méthode ingénieuse dont se sert la nature pour la rendre utile dans tous les endroits de son passage.

Première Observation.

Lorsque nous respirons, l'air entre dans la poitrine, gonfle les deux lobes du poulmon, pénètre dans toutes les vésicules dont il est composé, il s'y niche presque à chaque seconde, pour en être repoussé par un mouvement opposé; dans cette action, le fluide aërien se communique avec les particules étrangères dont il peut se charger & sort sous une forme très-humide; c'est pourquoi l'on ne peut contester qu'il ne se fasse à chaque instant une transpiration sensible; la poitrine fait en conséquence des pertes qu'il convient de réparer, en raison de la somme moins considérable, quoique plus apparente en hiver qu'en été, vû la correspondance intime & réciproque de la poitrine & de la peau; elle est la même que celle de cette enveloppe commune avec les intestins, la vessie, &c., si bien établie & démontrée par les observations du célèbre Sanctorius.

S E C O N D E O B S E R V A T I O N.

S I l'air ne paſſe point avec liberté, il y a vice dans un endroit quelconque de la poitrine, l'air n'y circulant pas librement, la réparation des pertes eſt plus difficile, elle devient laborieuſe, la reſpiration ſe fait avec peine, l'homme eſt dans un état de maladie plus ou moins dangereux; la toux, les rhumes, les diſpoſitions inflammatoires de la poitrine & du poulmon, l'aſthme, l'hémophtiſie, les tubercules, la pleuréſie, la péripneumonie, l'hydropiſie générale ou párticulière de l'organe, la phtyſie & autres affections, ſoit idiopatiques, ſoit ſymptomatiques, en offrent une ample démonſtration.

T R O I S I È M E O B S E R V A T I O N.

L E S lobes du poulmon, en recevant un certain volume d'air, ſe trouvent en état de rafraîchir le cœur & les vaiſſeaux pulmonaires occupés de leur côté à la réparation de ces amis bienfaiſans, ils les preſſent, rendent leur action ſur le ſang plus vive & fourniſſent une roſée fine qui ſe répand entre le cœur & ſon enveloppe le péricarde, y entretiennent un bain propre à conſerver la flexibilité de l'organe & empêcher que ſa chaleur ne ſoit préjudiciable à la poitrine; les ouvertures des cadavres font connaître que cette liqueur

féreufe & onctueufe ne manque pas de s'y trouver ;
l'expérience nous apprend que fa trop grande quantité
donne naiffance à une hydropifie particulière, incurable, quoique locale, annoncée par des palpitations
& des défaillances ; ne ferait-elle pas une des caufes
de l'hydropifie de poitrine, lorfque d'enkiftée, la
férofité fe répand peu-à-peu à travers les pores du
péricarde ? Eh ! pourquoi n'aurait-elle pas fur le
poulmon & la capacité du thorax, le même droit
qu'ont les vaiffeaux qui fe dépouillent à leur préjudice
de la portion lymphatique qui les inonde ?

PREMIER COROLLAIRE.

IL eft donc de toute néceffité qu'un agent prompt
& délié porte continuellement dans le poulmon la
nourriture convenable à la forme & à la délicateffe des
véficules qui le compofent ; c'eft ce que fait le fang
en fortant du cœur, il parcourt ce vifcère important, l'humecte, le rafraîchit, y laiffe les portions de
nourriture qui font analogues à fa fubftance par le
moyen de l'artère pulmonaire & des veines du même
nom qui l'accompagnent, & quand le fang ne peut
pas le faire par lui-même, il invoque les reffources
de l'art, obligé de fuppléer à ce défaut en introduifant
dans les branches des corps liquides, ou légèrement
confiftans, qui le fortifient & le réparent, en ajoutant
de nouvelles particules qui remplacent celles qui fe

sont détachées; c'est pourquoi nous employons avec fruit les looks, les gelées tirées du règne animal ou végétal, les extraits ou sucs béchiques, les bouillons, le lait, le riz, le vermicelle, le miel, le sucre d'orge, les pâtes, tablettes pectorales, &c.

II. COROLLAIRE.

L'AIR est donc à la circulation, ce que l'eau froide, dont on remplit le chapiteau d'un alambic, est à l'égard des corps que l'on soumet à l'analyse, non-seulement il la rafraîchit, mais il extrait du centre de ses états le fluide grossier qui environne son palais & ne lui en laisse que le plus nécessaire.

Si les bornes d'un Mémoire ne nous empêchaient de porter plus loin nos réflexions sur le rôle que joue la poitrine dans l'histoire de la vie animale, nous démontrerions que cette cavité renferme une machine dont dépendent absolument les autres organes & sans laquelle leurs fonctions n'atteindraient jamais le degré de perfection qu'on remarque en eux dans l'état de santé; nous ferions voir que dans l'enfant renfermé dans l'utérus l'espace de neuf mois, & par extraordinaire pendant trente-deux ans, les organes & toutes les parties du corps ont joui de tous leurs privilèges, excepté du mouvement alternatif de la respiration, le plus intéressant lorsque nous entrons dans la société; mais que cette exception, loin d'être un défaut, doit être considérée au contraire comme un acte de prévoyance de la part de la nature qui refuse au nouvel être un bien qui ne lui convient qu'au moment où il est sorti de sa prison, parce qu'à cette époque son poulmon, quoique faible, est formé, tandis que dans le cours de la grossesse ce viscère n'était encore qu'un gluten, dont la formation, l'accroissement & la force sont progressifs; pendant cet espace de tems la mère y a suppléé, le corps de l'enfant ne fait avec celui de la mère qu'un seul & même individu jusqu'à l'instant où la communauté cesse; c'est pourquoi le nouvel hôte doit être considéré comme un nouvel organe que la nature aurait formé, à la charge de l'entretenir, comme le font en général toutes le parties du corps animal; on ne peut néanmoins s'empêcher d'assurer qu'il existe dans le même sujet deux circulations bien distinctes; les mouvemens de l'enfant, les efforts énergiques qu'il fait pour sortir de sa prison, devenue trop resserrée, les angoisses, les douleurs, les coliques, qu'il cause pour solliciter sa sortie, sont autant de démonstrations du jeu des muscles, du mouvement du cœur & de la circulation, sans lesquels ces actes n'auraient aucunement lieu & ne se répéteraient point durant près de cinq mois plus dans le mâle que dans la femelle.

QUATRIÈME OBSERVATION.

LA même méthode que la nature a mise en œuvre

pour l'entretien de la poitrine, elle s'en sert pour la tête & cette cavité importante qui renferme le cerveau; le sang sortant du cœur s'y transporte à l'aide de l'aorte ascendante & des artères carotides internes & externes, arrose dans son chemin, tant en dedans qu'au dehors, les parties les plus élevées & les extrêmités supérieures, munies de vaisseaux artériels qui sont autant de branches des carotides, dont les noms sont variés relativement aux endroits dans lesquels elles se répandent, c'est-à-dire, jusqu'aux ongles, ce qu'il est aisé de prouver par l'inspection anatomique, l'histoire des panaris, les contusions & les blessures faites au bout des doigts & des orteils.

CINQUIÈME OBSERVATION.

DANS la distribution du sang, l'aorte supérieure s'en munit d'un volume relatif à sa capacité, partage les honneurs de la commission avec l'inférieure qui doit parcourir un champ plus étendu, & comme sa charge eut été trop grande pour un si petit espace, que celui que l'on remarque entre le cœur & le sommet de la tête, le Créateur a construit des châteaux de sang, de grands réservoirs qui d'une part soutiennent par leurs parrois la masse du cerveau, & de l'autre ménagent des ressources pour les tems de disette; on prévoit aisément que je veux parler des sinus qui répondent aux sutures, liens naturels des os du crâne;

c'eſt dans ces recels que ſe déchargent les artères ; en ſorte que les veines ne rapportent au cœur que le ſang néceſſaire à ſon rafraîchiſſement & à ſa libre entrée dans ce viſcère, qui ne peut-être trop précipité ſans un péril évident ; ces ſinus du cerveau ſont au nombre de cinq, celui du *coronal*, de la faux ap-pellée *ſagittal*, les deux temporaux placés à côté de la tête & l'occipital ou lambdoïde ſitué par derriere ; on ne les bleſſe jamais impunément, ſi vous exceptez dans cette maladie particulière que le fameux Chirac entre-prit de guérir par l'opération du trépan ſur le coronal, abſolument défendue par l'Art de Chirurgie, qui ne fut pas un guide aſſuré dans la manière de penſer, attendu que conſidérant avec un œil de maître auſſi juſte que pénétrant, il jugea que le tabac d'Eſpagne, dont ſon malade avait fait un uſage exceſſif, s'était amoncelé & avait formé un corps dans le ſinus, qu'il s'était fait jour à travers les trous de l'os ethmoïde, que les plus grands Phyſiologiſtes ont regardé juſqu'à préſent comme impénétrable, & par conſéquent comme imméable par l'air, à plus forte raiſon par le tabac d'Eſpagne, doué d'une vertu fort aſtringente, qui dans ce malade occupait la place ordinaire du ſang.

SIXIÈME OBSERVATION.

CES réſervoirs fourniſſent, dans certaines circonſ-tances, du ſang aux veines qui l'abſorbent pour ſe

rendre au cœur & lui remettre la quantité qu'il a
droit d'espérer, ce qui n'arrive pas quand les vaisseaux
artériels & veineux sont remplis suffisamment sans
être surchargés.

SEPTIÈME OBSERVATION.

TOUS ces canaux & réservoirs laissant passer à
travers leurs parrois une portion lymphatique, elle se
réunit à la masse du cerveau pour l'augmenter & réparer les pertes que ce viscère fait journellement, en pro-
curant aux tuyaux nerveux la liqueur fine & subtile
qui les abreuve ; ces vaisseaux qui se répandent le
long de la moëlle épinière agissent de même & con-
curremment avec les vaisseaux lymphatiques & ceux
qui pénètrent dans la substance des muscles.

HUITIÈME OBSERVATION.

NON-SEULEMENT la lymphe est fournie par voie
de *transudation*, mais encore dans le nombre des
petits canaux qui arrosent les membranes & la base
du cerveau, plusieurs (ce sont les plus petits) laissent
échapper une sérosité huileuse ; par ces moyens, sans
lesquels on ne peut expliquer comment se nourrissent
les lobes médullaires, tout l'organe se trouve perpétuellement rafraîchi, peu-à-peu renouvellé, se met
en état d'introduire dans les organes du mouvement

& du sentiment leur aliment radical , & par suite dans ceux de la génération ce germe de la reproduction , & cette liqueur admirable , que l'enfant nouveau né semble dévorer , c'est-à-dire le lait , dont les mamelles de la mère se remplissent à la décharge de l'utérus , il devient aussi le créateur & le fabricateur de la graisse , de la barbe , des poils , des cornes , des ongles , &c.

NEUVIÈME OBSERVATION.

DANS des petits lièvres que j'ai tirés du ventre de la mère , j'ai remarqué que la substance médullaire du cerveau était une vraie sérosité épaisse , dont la consistance approchait de celle de la bouillie , & lorsque j'ai ouvert le foie , je l'ai trouvé rempli de sang d'un rouge noir , qui n'avait pas encore acquis sa qualité parenchimateuse , on voyait nager dans cette liqueur des petits filets , fibres déliées qui par la suite devaient former des vaisseaux ; ce qu'on n'oserait pas deviner si l'observation constante ne nous l'apprenait , cet organe était enveloppé d'une membrane fine , assez ferme pour résister légèrement à l'action du scalpel.

DIXIÈME OBSERVATION.

CE que nous venons de dire des secrétions de la

lymphe qui produit la fubftance médullaire, s'obferve
dans les autres vifcères & les glandes dont la fonction
eft de travailler & féparer une liqueur particulière
deftinée chacune à des opérations plus ou moins intéreffantes, mais que l'on doit regarder comme effentielles, attendu que la moindre privation apporterait
des changemens plus ou moins préjudiciables à l'ordre
économique du corps animal ; c'eft pourquoi nous
voyons le foie rempli de vaiffeaux artériels & veineux ;
ces canaux renferment dans leur fein la portion de
bile qui s'en extrait, pour fe rendre en partie dans le
canal hépatique, en partie dans le véficule du fiel qui
l'a fait féjourner, jufqu'à ce qu'elle ait obtenu ce
degré d'âcrimonie dans lequel confiftent fa perfection
& la qualité énergique qui la diftingue de celle du
foie, douce, favoneufe & balfamique, parce qu'elle
eft deftinée à la diffolution des alimens groffiers & à
la féparation du chyle d'avec la partie compacte &
folide que les gros inteftins s'empreffent de chaffer ;
l'une & l'autre bile fe verfe dans le duodénum, au
moyen de la réunion des canaux hépatique & cyftique
dans le colidoche, paffage commun qui s'ouvre dans
ce grand inteftin.

Onzième Observation.

Outre la bile, le foie renferme encore cette
humeur qui lui venant par la tranfudation ou tranfpiration

ration des vaiſſeaux ſanguins, fait croître inſenſiblement ſon parenchyme, à meſure que l'homme
avance en âge, & cette portion qui paraît aux yeux
vulgaires très-inutile, eſt des plus précieuſes, elle
ſert d'étaie & de tuteur au ſyſtême vaſculeux quoiqu'elle devienne ſouvent d'une groſſeur ſi prodigieuſe
qu'elle s'étend d'un hypocondre à l'autre, qu'elle
gêne & grève l'eſtomac par ſa peſanteur, au point
de le troubler & de le dérouter totalement dans
l'exercice de ſes fonctions.

Si quelqu'un jettait le moindre doute ſur la manière dont ſe fait la ſecrétion de l'une & l'autre bile &
ſur la tranſudation des vaiſſeaux du foie, je lui rap-
pellerais l'Obſerv. 9, l'hiſtoire des vers hépathiques,
logés & concentrés, que j'ai trouvés dans les veines
hépathiques, amoncelés les uns ſur les autres, conſ-
pirant par leur nombre & leur aſſemblage à intercep-
ter la circulation dans les moutons fort ſujets à cet engorgement vermineux, ces inſectes affectent la figure
romboïde, leur pourtour eſt garni de plis, ils ſont
plats, jaunes comme la bile dont ils ſe repaiſſent; je
n'ai remarqué dans eux qu'un vaiſſeau ſanguin de
couleur noirâtre qui s'étendait depuis la tête juſqu'au
bout de la queue, les Bouchers reconnaiſſent auſſi-tôt
les moutons attaqués de cette maladie, en examinant
leurs yeux qui ſont fixes & dans un état convulſif;
ils les achetent par préférence, déterminés par le bon
marché & l'aſſurance du débit de ces victimes qu'ils

facrifient le plutôt poffible ; la maladie dont je viens de parler eft incurable, lorfque la convulfion de l'œil eft un peu ancienne, mais j'eftime qu'on viendrait à bout de la combattre en découvrant un remède oppofé à la qualité de l'herbe qui la produit ; les Bergers à qui j'en ai parlé la connaiffent ; ce ferait un fervice à rendre au public : ne pourrait-il pas fe faire que beaucoup de maladies, que nous traitons jour-nellement, placées dans la claffe des putrides, tiraffent leur origine d'un abus auquel on n'a pas encore re-médié par des ordonnances de police ?

DOUZIÈME OBSERVATION.

La rate fépare de même que le foie une liqueur qui par fon long fejour & le peu d'activité de cet organe contracte une couleur noire, c'eft une vraie bile qui fe décharge en partie dans l'eftomac par un vaiffeau d'une fi petite étendue qu'il a mérité le nom de *vas breve ;* l'obftruction de ce petit canal eft fuivi d'affec-tions très-fâcheufes qui intéreffent en même-tems le phyfique & le moral, le gonflement du vifcère, des vapeurs convulfives, une inflammation locale, un ébranlement dans le fyftème nerveux, l'ictère noir, la fièvre quarte, l'hydropifie, enfin la maladie noire, efpèce de dyffenterie gangréneufe qu'on guérit très-difficilement. L'ouverture des cadavres m'a fait con-naître que la rate était fujette à être ulcérée & cor-

rompue comme le poulmon l'est dans la phtysie confir-
mée ; les bêtes à cornes & quelques autres bestiaux
sont encore plus sujets à la corruption de ce viscère,
dont l'utilité n'est pas encore bien reconnue ; on le
compte même au nombre des inutiles ; je crois cependant qu'il contribue à rendre la digestion des alimens
plus facile, & qu'il est d'une ressource dans la pléthore,
en recevant dans son sein une portion du sang qui se
porterait dans d'autres parties qu'il surchargerait.

TRÉIZIÈME OBSERVATION.

LE pancréas, petit viscère qui répond à l'estomac &
s'ouvre dans le premier des intestins, verse dans l'un
& l'autre une humeur qui participe de la nature du
savon ; sa secrétion est semblable à celle de la bile,
ses obstructions & son schirre sont la source des dé-
goûts & des vômissemens habituels qui conduisent
ordinairement à l'enflure, au marasme & enfin à la
mort.

QUATORZIÈME OBSERVATION.

JE dirai la même chose des reins destinés à séparer
tout le liquide qui serait inutile & préjudiciable à la
circulation du sang, ils sont à son égard, ce que les
gros intestins sont à l'égard des excrémens ; les vaisseaux qui les arrosent laissent échapper une lymphe

tenue qui fe décharge dans les uretères , fe précipite dans la veffie , la remplit , & quand cette poche muf-culeufe eft gonflée de manière à être incommodée par un fi lourd fardeau , elle follicite l'uretre à rejetter au-dehors une maffe de liquide , dont le féjour l'en-flammerait & qui refluerait vers les reins , ce qui fe fait avec célérité par le mouvement d'irritabilité de fon fphinéter , toujours en raifon de la quantité que l'organe peut fournir.

Il eft une multitude de circonftances qui ne per-mettent point à cette poche de fe vuider entièrement; alors il y a maladie ou dans la veffie , ou dans l'uretre; ou bien des impreffions vives qui tiennent au moral , auront diminué ou fupprimé l'excrétion de l'urine , qu'on a toujours regardé comme la leffive du fang , dont le cours ne peut être fufpendu , diminué ou anéanti , fans perverfion, dans la plupart des fonctions en général , vice en particulier , & fans maladies plus ou moins graves , felon la caufe qui les occafionne , & le caraétère des fymptomes toujours dangereux & le plus fouvent mortels.

Le parenchyme des reins fe fabrique & s'entretient de même que celui du foie , de la rate , du poulmon , fon ufage eft auffi le même ; il foutient les canaux fanguins & les cellules affez larges qu'on y remarque , à qui l'on a donné le nom de baffinet : elles fervent à laiffer aux artères & veines émulgentes , la liberté de la circulation ; c'eft dans ces cavités que fe forment les

pierres, les petits calculs, les graviers, lorſque l'urine
qui ſe ſépare du ſang y dépoſe une lie qu'on peut regarder comme un *caput mortuum* , germe de la
pierre; cette lie eſt un ſable, ou bien une matière
glaireuſe; ſous la première forme, il eſt fort rare
qu'il naiſſe une pierre, parce que la nature a ſoin de
rejetter des particules dures qui n'ont entr'elles aucune
liaiſon, à moins que la matière glaireuſe ne les ait
réunit, ce qui n'arrive pas communément; ce n'eſt
donc que ſous la ſeconde forme que les petites, & par
ſuite les groſſes pierres, ſe fabriquent, l'expérience
nous l'apprend par l'analogie; les goutteux ſont ordinairement calculeux, & ceux-ci ſont rarement goutteux; dans les aſthmatiques on a trouvé des calculs
dans le poulmon; on en a rencontré dans le cerveau;
dans les gouttes invétérées, il ſe forme dans les articulations des doigts & des orteils des nodoſités,
autrement des petits ſacs, qui contiennent des calculs
plâtreux, gypſeux, pierreux, qui quelquefois ſe dé ·
tachent. J'ai vu des perſonnes rendre des calculs qui
s'étaient engendrés dans les glandes palatines. Tous
ces exemples prouvent évidemment que les ſables qui
ſe dépoſent dans les reins ne doivent pas être regardés
comme les créateurs des calculs, ils y contribuent
peut - être quelquefois, mais fort rarement, parce
qu'ils ſont entraînés par le flot de l'urine, au lieu
qu'il eſt conſtant que l'humeur lymphatique, épaiſſie,
eſt la productice excluſive des calculs & des pierres

que le favon vient à bout de diffoudre; les favonneux,
comme l'*uva urfi*, la verge d'or, les apéritifs, connus
fous le nom de litontryptiques, viennent à bout de
les chaffer hors des reins & de la veffie.

Quinzième Observation.

Il fe travaille dans les tefticules & dans l'utérus une
liqueur très-fine, fort délicate, plus déliée & lymphatiques dans les femmes que dans les hommes; l'une &
l'autre fe réuniffent ordinairement dans l'acte de la génération; la blancheur de celle des tefticules imite celle
du lys, tandis que l'utérus fe décharge d'une lymphe
dont la couleur n'eft pas plus remarquable que celle
de l'eau. On prétend, quoiqu'affez mal-à-propos,
que de la réunion des deux femences, naît ce germe
de reproduction qui rend la fociété toute auffi nombreufe dans un tems que dans un autre ; il eft cependant de toute vérité que la femence fournie par la
femme, éjaculée au moment du coït, ou par la voie
d'irritation, eft une humeur excrémenticielle qui fait
place à celle de l'homme, & lui permet de parvenir
à ces petits organes, réfervoirs des œufs, que la chaleur & le mouvement déterminent à defcendre dans
la matrice. Cette opération fe fait par le même
méchanifme qu'on remarque dans le jeu de la machine pneumatique ; ne voyons-nous pas que le
pifton de la machine prive tout à coup le chapiteau

de verre de l'air dont fon intérieur était rempli, pour faire place à celui qui s'extrait de l'animal ou de la matière que l'on a foumis à l'expérience ; ainfi, dans l'acte de la copulation, le membre viril s'introduifant & fe fixant dans le vágin, rend la capacité intérieure inacceffible à l'air ; la matrice s'ouvre, fe gonfle & pompe la femence qui, des tefticules, eft pouffée dans le canal de l'uretre par les mufcles érecteurs & éjaculateurs, pour être verfé fans délai dans le canal dont je viens de parler, ou prefqu'immédiatement dans l'organe qui doit fervir de logement à l'enfant. Cette opération faite, la portion de la femence reçue dans la matrice y féjourne, eft abforbée par voie de raréfaction dans le canal que forment les trompes de fallope, pour enfuite être portée dans ces petits corps légèrement glanduleux, qui contiennent des œufs tous prêts à s'éclorre, & qui s'en détachent pour fe précipiter dans l'utérus, après avoir tenu la même route qu'avait parcourue la femence ; l'œuf tombe dans la matrice, fe développe, fe dépouille de fon enveloppe qui n'eft autre chofe qu'une membrane ; alors le fœtus commence à jouir du droit de fe nourrir tant par les fucs que la mère lui fournit que par la liqueur qui l'entoure & le rafraîchit ; il vit au milieu des eaux, femblable à un autre Moïfe ; il n'eft délivré de fa prifon qu'au bout de fept ou neuf mois ; il y périrait fi l'air pouvait pénétrer dans fon habitation, s'il jouiffait du bénéfice de la refpiration, mais elle

K 4

n'eſt pas encore ſon lot, la nature eſt une mère trop ſage, trop attentive, trop prudente, pour lui avoir fait un préſent fatal; elle a conſtruit au contraire trois barrières ſolides pour la conſervation de ſon ſujet; le chorion, l'amnios & l'allantoïde ſont trois membranes prêtes à réſiſter aux inſultes des parties environnantes; ſouples & déliées elles agiſſent ſur la liqueur ſans craindre de bleſſer l'enfant : à meſure que cet être vivant croît, les membranes s'étendent en raiſon du volume, & par ſuite la matrice qui, dans les vierges non nubiles, n'eſt pas plus groſſe qu'un pois, quoique vers la fin de la groſſeſſe elle ait acquis ſans peine un volume prodigieux ſans rupture & fort ſouvent, ſans que la mère ſe ſoit plaint que de la peſanteur d'un corps étranger, dont elle déſire être au plutôt déchargée au terme ordinaire.

Telle eſt la manière dont s'opère la reproduction des hommes. En vain, dira-t-on que l'homme n'eſt pas le réſultat de la fécondation de l'œuf dans lequel il eſt primordialement renfermé; l'expérience & l'obſervation ſe réuniſſent pour combattre cette prétention. L'ouverture de cadavres femelles après l'accouplement, a fait connaître la préſence de l'œuf; on en a trouvé dans les trompes de fallope prêts à deſcendre dans la matrice; d'autre fois on en a vu dans la cavité de ce petit viſcère, qui n'étaient point encore éclos. Dans des pertes de ſang qui menaçaient d'un prochain avortement & dans le ſang répandu au moment de la délivrance d'un faux germe & d'un fœtus de cinq mois, j'ai observé des globules blanches, rondes, soutenues par une membrane des plus fines, contenant une liqueur fort limpide dans laquelle nageaient des fibriles que je regardais, en les grosissant par le moyen de la loupe, comme les premiers linéamens d'un germe que la semence de l'homme échauffe & développe. D'ailleurs, nous remarquons assez familièrement que les femmes qui ont eu le malheur d'éprouver plusieurs fausses couches deviennent stériles, tandis que sans ces accidens multipliés, non-seulement les couches eussent été heureuses, mais d'autres œufs ou germes de reproduction se feraient conservés, au lieu d'être expulsés par un accouchement trop prématuré, plus dangereux que le naturel. Dans une semblable couche, j'ai compté plus de vingt-cinq de ces œufs ronds, ils étaient assez gros, puisqu'ils égalaient le volume d'un pois rond ordinaire. Eh! pourquoi nous fatiguer en recherches sur ce point de doctrine si important? La présence d'un enfant logé pendant plus de trente ans dans une des trompes n'est-elle pas une démonstration plus que suffisante pour conclurre que la formation d'un enfant s'est faite dans un canal, qu'il s'y est conservé vivant, qu'il y est parvenu à une grosseur extraordinaire, parce que l'œuf ayant rencontré une résistance à l'instant où il se disposait à se précipiter dans la matrice selon les loix de la nature, il y a été fécondé; la trompe s'est fermée, ses parois se sont étendues, ont tenu lieu de matrice au fœtus qui n'a pu se dégager, parce que le viscère destiné à le recevoir devait se rétrécir, être pressé en raison du volume de l'enfant qui le comprimoit : or, le germe de production de cet être extraordinairement placé était ou l'œuf, ou bien un ver, comme l'a pensé le célèbre Geoffroy dans une thèse superbe & ingénieuse qu'il a soutenue dans la Faculté de Paris. Dans la première hypothèse, le mouvement péristaltique, aidé par la chaleur aurait insinué sans opposition cet animal sous la figure d'insecte dans l'utérus ; le ver souple, pliant, allongé, rompt les obstacles en absorbant & se nourrissant de l'humeur qui s'oppose à son passage ; l'œuf au contraire est rond, ne se prête pas aisément ; quand par malheur il se trouve une résistance dans sa route, il s'embourbe & reste au lieu d'avancer ; alors, plus il se gonfle pour éclorre, plus la membrane est disposée à fermer l'entrée des trompes dans la matrice, & voilà mon petit sujet emprisonné pendant plus de trente ans, & d'autant plus resserré que les membranes qui le défendent acquierent plus de volume, plus de force & d'épaisseur. L'enfant de Marie de Bresse dont nous nous entretiendrons dans notre Mémoire sur quelques écarts de la nature, mettrait le sceau à la démonstration, si nous n'eussions pas nous-même été certains & convaincus de l'existence d'œufs non fécondés, extraits par violence dans le moment de l'expulsion d'un fœtus de quatre à cinq mois ; nous en avons apperçus pour le moins vingt-cinq , ils étaient diaphanes , ronds, contenaient de la liqueur dans laquelle nageaient des fibriles , caractères qui ne peuvent être confondus avec ceux du lait & de la glaire , qu'on opposerait inutilement à la force de nos preuves, tirées du sein même de la nature.

Nous regarderons donc les ovaires comme des retraites sacrées des organes qui contiennent le nombre d'œufs deftinés à la reproduction de l'espèce ; la trompe de fallope ne fera qu'un conduit, un paffage pour introduire l'œuf dans fon appartement, l'utérus ; il s'y étendra, placé au centre de fa fphère, & ne fera occupé l'efpace de neuf mois qu'à reculer les bornes de fa prifon , jufqu'à ce qu'il ait contraint les forces mufculaires à le chaffer comme un être importun & trop incommode.

Avant de terminer cet article , notre curiofité nous porte à rechercher quel eft l'auteur de fi grandes merveilles ? eft-ce l'homme ? eft-ce la femme, ou bien le concours des deux ? ce font autant de queftions intéreffantes , autant de problêmes que les Phyfiologiftes fe font efforcés de réfoudre ; expofons notre idée fans aucune prétention que celle de nous inftruire du méchanifme d'une auffi belle opération.

L'homme a reçu des mains de la nature deux organes dans lefquels fe prépare & fe travaille le plus artiftement poffible une liqueur blanche, de confiftance glaireufe , mais affez fluide pour être éjaculée

dans une quantité relative à l'organisation du sujet
qui doit la recevoir. Si l'on coupe ces organes par
moitié, ils se présentent à notre vue comme autant de
petits cerveaux qui recèlent dans leur intérieur & dans
des petites glandes séparées la liqueur dont nous venons
de parler ; ces corps glanduleux sont petits, ressemblent par leur volume à des grains de sable ; ils sont
séparés par de légères cloisons, entrelacées de petits
vaisseaux lymphatiques, mais le tout est si serré qu'il
faut le considérer comme une glande conglomerée,
ferme, dure. Ces organes sont dans les enfans si
légers, si délicats, qu'on peut à peine les rencontrer
dans certains qu'on s'imaginerait en avoir été privés.
J'en ai connu plusieurs qui les retenant cachés dans
le bas-ventre laissaient dans l'incertitude de savoir s'ils
deviendraient propres à la génération ; ils ne parais-
saient qu'après un laps de plusieurs années. J'en ai
vu quelques-uns dont la verge & les testicules étaient
tellement retirés que l'on doutait s'ils étaient mâles
ou femelles, ou bien encore hermaphrodites ; la nature néanmoins, à l'âge de sept ou huit ans, mani-
festait leur sexe, ils devenaient par la suite tout aussi
propres que tout autre à l'œuvre de la génération ; l'on
a même remarqué que ces sujets étaient plus portés
que ceux du même âge à se livrer au libertinage,
comme si la nature avait voulu, par un développement tardif, préparer une liqueur plus énergique,
presque aussi bien conditionnée que dans l'adulte.

La femme a de même que l'homme des testicules & une petite verge que nous connaissons sous le nom de *clitoris*, assez long dans certaines personnes. On croirait avec une sorte de raison que la semence qui se répand au-dehors & qui paraît se confondre avec celle du mâle viendrait immédiatement de ces petits organes, tout l'indique ; pourquoi l'Auteur de la nature aurait-il construit des corps ressemblans à ceux qui servent à la génération dans l'homme qui n'opéreraient pas les mêmes effets & ne concoureraient pas au même but ? L'expérience néanmoins nous apprend que la liqueur que la femme darde & rejette au moment du coït vient de l'utérus : cette assertion n'acquiert force de démonstration par l'inspection de la petite verge imperforée, par le tems où cette liqueur excrémenticielle se rend, par le lieu de sa situation, enfin par son abondance presqu'égale à celle de l'homme ; on ne doit pas la regarder comme prolifique, parce qu'elle est trop lympide, trop froide ; son usage est d'abreuver & de rendre plus souples le vagin, la matrice, de les rafraîchir, de les nourrir, de les disposer dans l'acte de la génération à recevoir la semence du mâle ; c'est pourquoi personne ne s'étonnera de ce que cette humeur cède la place à celle qui doit rendre féconds les œufs prolifiques ; sa présence nuirait évidemment au nouvel hôte qui veut pénétrer la substance de l'œuf, l'échauffer, en développer le germe, le faire valoir au point de l'introduire dans la matrice qui se ferme

auſſi-tôt pour tenir en ſûreté cet être précieux; bientôt délivré de ſes premières entraves, il s'en dégagera
non comme le poulet renfermé dans l'œuf pondu à
certaine époque, ſuivi d'autres en partie formés; le
lieu de ſa priſon eſt la matrice, il y reſtera neuf mois,
il n'en ſortira point ſous forme d'œuf, mais il paraîtra
tout vivant, il abandonnera au bras ſéculier ſon lit &
les enveloppes qui l'aſſujettiſſaient, il n'aura plus
d'autre ſoin que de ſaiſir par un mouvement machinal
la nourriture liquide, le lait qu'il trouvait & dont il
ſe repaiſſait dans la capacité de la matrice.

Ce n'eſt donc point à la ſemence de la femme que
l'on doit attribuer le développement du germe, la
fécondation, c'eſt à celle de l'homme. La nature ne
la prépare que par degrès, & ſon uſage réel, utile,
n'aura lieu que dans cette époque de la vie où les forces
muſculaires & des vaiſſeaux ſont devenus aſſez conſidérables pour raſſembler, travailler dans deux organes
ronds & fermes, la liqueur prolifique; alors tout ſera
diſpoſé dans l'homme à une prompte érection & dans
la femme à une favorable admiſſion; l'un & l'autre
n'attendront pas l'inſtant de la copulation pour répandre leur ſemence; l'idée ſeule du plaiſir auquel la
nature les invite, excitera des érections ſuivies de
pollutions; les déſirs de la jouiſſance croîtront preſqu'au moment de leur naiſſance; & voilà deux ſujets
d'un ſexe différent animés, emportés par un torrent
de penſées qui ſe réuniſſent au même point central :

c'eſt de cette vive impulſion que naîtront les projets d'union & les différens rôles ſouvent portés à l'extrême qui ſe jouent ſur la ſcène du monde. C'eſt bien en-vain qu'on voudrait contrarier ces penchans, on ne le pourrait ſans faire un outrage ſenſible à la nature; la raiſon la plus ſublime ſe défend à peine des atteintes que l'envie de jouir de l'objet de ſa paſſion excite dans un cœur ſenſible; le combat eſt des plus violens, & ſi par hazard on remporte la victoire, elle eſt conſi-dérée comme l'héroïſme de la vertu & de la religion, dont peu de perſonnes ſont capables.

S'il ſe trouve des ſujets aſſez froids, aſſez indiffé-rens pour ne pas éprouver ces déſirs & ne point écouter les conſeils de la paſſion, ils ſont conſtitués différem-ment des autres, ou bien ils ont reçu une éducation farouche & bizarre qui les rend le plus ſouvent le fléau de la ſociété, parce que perſonne ne leur plaiſant, ils s'érigent en cenſeurs importuns dont la compagnie plus à charge qu'utile eſt un poids dont tout le monde ſe décharge avec empreſſement.

L'homme eſt donc le premier créateur de l'être vivant qui paraîtra dans la ſuite avec éclat au milieu des hommes ſes ſemblables; ſa ſemence pénétrera dans l'œuf à travers la membrane fine qui l'entoure, & elle animera le germe; le petit priſonnier paſſera dans les conduits de fallope, ſe précipitera doucement dans la matrice; la femme a déjà conçu: elle reſſent un petit friffonnement qui l'avertit de ce grand événement ; il fera bientôt fuivi de coliques , de maux de cœur dans les perfonnes facilement irritables & d'une conftitution délicate ; c'eft pourquoi, nous voyons affez fréquemment des jeunes mariées reffentir le lendemain de la célébration de leur mariage des fymptomes d'une conception qui , fe réalifant par ceux de la groffeffe , rend les premiers mois de l'union conjugale fi défagréable , tant dans le phyfique que dans le moral , par rapport à l'intime correfpondance établie entre les parties de la génération & le cerveau.

§. XVIII.

Phénomène VI.

Il eft une claffe de tuyaux qui reçoivent du fang une liqueur blanche , oléagineufe ; ils font fort minces , diaphanes , placés plus à l'extérieur que dans l'intérieur des organes, plus répandus que les vaiffeaux fanguins , abouchés aux artères , aux veines , aux inteftins , aux vifcères parenchimateux ; ils abreuvent prefque tous les folides , leur donnent la confiftance convenable & relative à leurs fonctions ; ils fe métamorphofent même en cartilages , prennent la forme d'offemens par la liaifon étroite qu'ils contractent , en forte que de cordons tendres & fléxibles , ils acquierent par leur réunion une dureté confidérable ; le

fluide

fluide qui coule dans leur fein, forme par fon épaif-
fiffement les obftructions, les fchirres, la pierre &
autres maladies chroniques difficiles à combattre; il
eft dans l'état de fanté le pere nourricier de toute la
machine animale & l'auteur de la reproduction de
l'efpèce.

EXPLICATION.

LA première des fecrétions & la plus importante,
eft fans contredit celle de la lymphe; fortie du fang
dont elle fait partie, elle n'eft avec lui qu'un feul &
même fluide, tant qu'elle fert à le foutenir, à lui
donner ce degré de fluidité qui s'oppofe à la cohé-
rence; elle ne s'en fépare que pour aller exercer la
plus noble des fonctions. Le corps fait journellement
des pertes qu'il convient de réparer, il ferait bientôt
épuifé, s'il ne furvenait une liqueur renouvellée journellement par le chyle dans les parties qui fe font dépouillées de leur excédent & fouvent de leur néceffaire
pour favorifer certaines opérations effentielles, pour délivrer le corps d'humeurs nuifibles & fuperflues. L'exercice que l'homme prend pendant le jour dans fes travaux, l'inconftance des tems, la chaleur tant intérieure
qu'extérieure, fources de deux efpèces de tranfpira-
tions, les fueurs, l'excrétion des urines, les fucs
digeftifs, & la bile dont une portion fuit la route des
excrémens, la morve, le fuintement des oreilles, le
flux menftruel, l'hémorroïdal, &c., font autant de

Tom. II.   L

moyens que la nature employe pour ne retenir dans tous ses canaux que ce qui est nécessaire à leur entretien. On regarde avec raison cette multitude d'évacuations comme autant de soustractions dans la masse générale des liqueurs ; elles se répètent ordinairement dans les vingt-quatre heures, presque toujours avec les mêmes proportions, à moins que le corps ne soit attaqué de maladies qui dérangent l'ordre établi soit dans la quantité, soit dans la forme, soit dans la qualité ; ce superflu que l'on rejette n'est pas tellement réglé qu'on s'apperçoive immanquablement des pertes que l'on éprouve, capables d'altérer la santé ; la balance de Sanctorius serait à peine suffisante pour calculer cet excès. Lorsque nous ne sentons aucune faiblesse dans nos organes, ou dans l'habitude du corps, nous croyons que tout s'est passé le mieux possible ; quand au contraire nous desirons de manger, que la faim est portée à un certain degré, nous souffrons par le retardement ; quelquefois elle semble se passer pour reparaître avec plus d'énergie ; alors on s'apperçoit d'un affaiblissement dans l'habitude général du corps, d'un resserrement douloureux qu'on rapporte à l'orifice de l'estomac : la bouche se sèche, l'on desire boire, la boisson supplée pour un moment le défaut d'aliment, sans satisfaire pleinement la faim qui s'irrite par la privation ; les vents s'emparent du grand vaisseau à un point que, si l'on veut manger comme à l'ordinaire des mets solides & se rassasier trop promptement, on rifque de s'incommoder notablement, de faire naître une violente indigeftion; plufieurs ont perdu la vie en paffant d'un excès de privation à une abondance de nourriture trop gloutonnement faifie. Il eft donc expédient d'ufer d'aliments convenables & toujours en raifon des évacuations fenfibles & infenfibles auxquelles notre machine eft affujettie; il ne faut pas attendre que la faim nous preffe de manger; l'homme honnête obferve une règle dans le nombre & l'heure des repas, évite les excès, même dans l'ufage des alimens les mieux choifis, les mieux préparés; s'il veut conferver fa fanté, il fe retire fur fa faim, c'eft-à-dire, il ne la fatisfait pas dans fon entier; de cette manière, le chyle fera bien travaillé, parce que l'eftomac & les inteftins auront confommé leur opération avec liberté & leftement; le fang fera d'excellente qualité : un bon levain fait une bonne pâte; en conféquence, les humeurs & par préférence la lymphe aura l'avantage de fe porter dans fes petits tuyaux avec toutes les qualités effentielles à une louable reproduction.

Les vaiffeaux lymphatiques font répandus dans prefque toutes les parties du corps, parce qu'elles font toutes fufceptibles d'accroiffement dans toutes leurs dimenfions. Il eft certain que toute partie fibreufe n'eft nourrie que par la lymphe; elle contient les qualités néceffaires à la nutrition, elle eft fluide, pénétrante, capable de fubdivifion, de ftagnation,

d'épaiſſiſſement. On remarque en elle ce gluten pri-
mordial, germe de la reproduction des êtres dans la
forme qu'ils ſe préſentent à notre vue & ſelon l'inſ-
titut de la nature; elle eſt la baſe & le ſoutien du ſang
qui ſe décharge de ſon ſuperflu dans une infinité de
tuyaux délicats, conſacrés à tranſmettre le ſuc nourricier; c'eſt pourquoi nous admirons en même-tems
que nous obſervons ces petits vaiſſeaux tellement unis
avec les artères & les veines, qu'ils ne font avec elles
qu'un ſeul & même individu, à-peu-près comme les
petites branches & les feuilles d'un arbre forment une
même choſe avec le corps entier.

Si les vaiſſeaux ſanguins ſont ſuivis de vaiſſeaux
lymphatiques pour leur décharge & l'entretien des
ſolides, le méſentère en fournira un fort grand nombre dont l'unique fonction ſera de ſe remplir de la
quantité de fluide qui deviendrait auſſi accablante dans
l'œuvre de la circulation qu'elle eſt utile & importante dans celle de la nutrition; ils ſerviront encore
à recevoir dans le cas d'inanition cette portion qui leur
ſera rendue pour que le cœur & le ſyſtéme vaſculeux
ne manquent pas d'être rafraîchis en tems convenable;
auſſi la nature, dans ces circonſtances, employe tous
les moyens poſſibles pour que la circulation ne ſoit
jamais en défaut. Nous voyons les jeûneurs, les gens
qui ont perdu l'appétit, ceux dont le goût eſt uſé,
les malades, ſur-tout ceux qui ſont attaqués d'affections chroniques, ou qui ſe ſont affaiblis par l'uſage

des remèdes violens, tomber dans un amaigriffement, dans un marafme qui menacent d'un prochain anéantiffement ; néanmoins, le cours du fang fe foutient quelquefois fans fièvre apparente & fans autre réparation que le liquide & les fucs lymphatiques qui s'introduifent dans le cœur.

Or, on ne peut concevoir cet état de dépériffement, de faibleffe, de marafme & d'entretien de la circulation, fans réunir deux idées qui paraiffent difparates, pour établir ce point de doctrine inconteftable que, dans toutes les circonftances où le défaut de nutrition eft évident, il y a perte de fubftance lymphatique par les voies fenfibles ou infenfibles, en même-tems qu'il y a contribution de la part des tuyaux lymphatiques les plus éloignés en faveur de la circulation, qui ne ceffe qu'au moment de la mort de l'animal.

Il y a donc un reflux de la lymphe de la circonférence du corps au centre de la circulation.

Le flux de la lymphe du centre de la circulation à la circonférence & aux autres portions folides de la machine n'eft pas moins evident. La formation de la graiffe dans le pourtour du corps, dans le méfentère, dans le tiffu cellulaire qui lie les fibres mufculaires, le jeu des glandes qui la recèlent, la formation de la femence, de la moëlle du cerveau & des os, la finovie qui abreuve les articulations, l'abondance d'humeurs

L 3

que fournissent les différens agens de la digestion, les
excrétions, les sueurs, la transpiration, tant intérieure
qu'extérieure, n'ont pas besoin de preuves empruntées
pour donner de la force à notre assertion; elle les
puisent dans la nature uniforme & constante dans
toutes ses opérations & son méchanisme.

COROLLAIRE PREMIER.

L'EMPIRE des vaisseaux lymphatiques est donc
beaucoup plus étendu que celui du sang, puisque ce
dernier fluide ne paraît exister que pour faire valoir
l'énergie & les effets de la lymphe. La réparation
des pertes est due au lait préparé dans les vaisseaux
chyleux; le renouvellement du sang, sa consistance
& sa fluidité ne reconnaissent pas d'autre auteur que
la lymphe; quand il s'en est pourvu de manière à
jouir avec aisance & liberté de ses beaux privilèges, il
en remet une fort grande portion aux vaisseaux lymphatiques qui s'abouchent avec les siens, & lorsque
les premiers sont trop pleins, ils s'en déchargent ou
par la transpiration interne ou externe, ou par de petits
canaux qui s'anastomosent avec eux pour se rendre
dans toute l'étendue du méfentère, que je croirais
volontiers être un des plus grands réservoirs de l'humeur nourricière; c'est au moins par cette voie que
tout le système vasculeux s'enrichit & se soutient, soit
par un chyle nouveau, soit par une liqueur déjà

travaillée, sortie de son sein ; nous sommes en conséquence pleinement convaincus que le corps animal ne reconnaît pas d'autre humeur nourricière que la lymphe ; mais comment devient-elle mère nourrice ? Cet objet est assez important pour en donner une image conforme, autant qu'il est possible, à l'original.

Nous avons dit plus haut que le sang, continuellement abreuvé & rafraîchi par la lymphe, circulait dans presque toutes les régions, soit par les canaux artériels, soit par les veineux ; dans ce voyage, on ne peut douter que ces vaisseaux, non-seulement ne soient abreuvés, mais encore pénétrés par la lymphe ; ceux-ci ne peuvent manquer d'être nourris, soit selon leur longueur, soit selon leur largeur, soit enfin dans l'épaisseur de leur tissu. Nous avons représenté cette liqueur comme très-fluide, gluante, gélatineuse, par conséquent dans le mouvement de diastole du cœur & des artères, il s'en arrêtera quelques portioncules dans leurs parois, dans leurs corps, dans leurs extrémités, en sorte qu'ils croîtront sous tous les aspects. Hors des vaisseaux sanguins, elle nourrira ses propres canaux en retenant les portions qui leur conviennent proportionnellement aux petites loges qu'elles rencontreront vuides ou assez dilatées pour les recevoir ; mais ces tuyaux ne fourniront que ce qu'il est expédient de donner pour la construction, l'ampliation, l'entretien de chaque partie dans laquelle il ne s'incorporera que des molécules gélatineuses & consistantes, relatives au

L 4

volume, à la force, l'épaisseur, la molesse ou la
dureté des organes qu'ils doivent réparer, fortifier
& bonifier; c'est pourquoi, s'il est question de nourrir
une membrane, il ne s'y introduira de la masse lymphatique que des atômes d'une forme membraneuse;
si c'est un cartilage, une portion plus fibreuse se déta-
chera pour le pourvoir, elle sera encore plus grossière
& plus serrée, s'il s'agit de la formation d'un os, sur-
tout dans son milieu, il en est de même des autres
parties, selon leur degré de molesse, de fermeté, de
dureté; en conséquence, il est de toute vérité que si
le sang fournit dans l'œuvre des secrétions différentes
humeurs destinées chacune à des opérations particulières, la lymphe fait de son côté des distributions
aussi exactes, aussi essentielles, aussi merveilleusement adaptées à la classe des parties qui sont confiées
à ses soins; elle exécute le tout par la plénitude de
ses tuyaux, par leur dilatation, par la pression qu'ils
subissent dans le moment de la respiration qui se
répète continuellement, par la propriété dont elle jouit
de pénétrer les plus solides par la forme de ses molécules constituantes, rameuses, par les vapeurs qui
s'exhalent de sa masse, exhalaisons que j'appelle *transpiration intérieure*, que l'on remarque facilement dans
les animaux que l'on égorge, enfin par la force du
cœur & des artères qui la pousse continuellement &
ne lui permet pas de séjourner, quoiqu'on trouve dans
ses canaux une quantité prodigieuse de valvules qui

s'opposent à la trop grande précipitation de son cours qui deviendrait une source d'engorgemens & d'hydropisie que l'art ne pourrait détruire.

Corollaire II.

Le méchanisme de la nutrition produira donc les mêmes effets que celui des secrétions ; il sortira de la lymphe autant & même plus de parties constituantes qu'il ne sort du sang de liqueurs principales, c'est-à-dire, de celles sans lesquelles l'exercice des fonctions les plus importantes serait interrompu, ou du moins suspendu.

Corollaire III.

Le sang est donc le formateur de toutes les liqueurs par une circulation perpétuelle, par deux mouvemens opposés qui ne cessent d'avoir lieu depuis le premier instant de la création jusqu'au dernier moment de la vie, tandis que la lymphe sortie de son sein, travaillée, raffinée, disposée par les qualités qu'elle a acquises, n'aura d'autre soin que de se distribuer pour soutenir, animer, vivifier, fortifier, engraisser tous les endroits où elle se répand, fabriquer & réparer, en cas de besoin, les solides, donner plus de fluidité aux différentes liqueurs qu'elle rafraîchit, avec lesquelles elle se mêle selon le besoin pour réformer leurs qualités vicieuses.

Si l'humeur lymphatique a des parties nécessaires, intéressantes, sans lesquelles la nourriture serait inutile, si tout ce que nous appercevons dans la machine lui doit son origine, son accroissement, sa perfection, l'on conviendra qu'une grande quantité de maladies, sur-tout les chroniques, ne reconnaissent d'autre cause immédiate de leur développement, de leur naissance, que la lymphe; le schirre, la pierre, les obstructions du méfentère, l'aftme, les rhumatismes, toutes les espèces de gouttes, les fluxions, les hydropisies, la plupart des tumeurs, la diarrhée, la dyssenterie, la pulmonie, la coqueluche, les vomissemens, les différens virus, tels que le virus hydrophobique, le virus écrouelleux, &c., sout tous engendrés d'une manière médiate ou immédiate, par la lymphe qui se dépose dans quantité de couloirs, sous autant de formes qu'il est de maladies qu'elle a fait naître; cette vérité est si évidente qu'elle n'a besoin, pour être mise dans son jour le plus favorable, que de l'observation journalière, peintre naturelle de ses précieux avantages, & des maux multipliés qu'elle occasionne, très-difficiles souvent à guérir, & contre lesquels nous opposons assez infructueusement les remèdes les plus efficaces & les plus énergiques.

§. XIX.

PHÉNOMÈNE VII.

L'OBSERVATION Anatomique a fait découvrir dans le corps humain une espèce d'arbre qui se répand dans la plus grande portion de la machine par ses branches qui sont parfaitement semblables à celles de cette production végétale. La moëlle allongée, celle des vertèbres, du col, du dos & des lombes, en sont le vrai tronc d'où partent à droite, à gauche, parallelement, perpendiculairement, & selon plusieurs angles variés des cordons fixés par le tissu cellulaire, qui dans leur direction du centre à la circonférence du corps, vont toujours en décroissant, diminution qui n'est pas aussi sensible dans leur marche depuis leur principe jusqu'au point de leur introduction dans les organes. Il porte par tout la vie; le sentiment, produit physiquement le mouvement volontaire, excite & soutient l'involontaire, je veux dire celui d'irritabilité qui subsiste assez long-tems après la mort, lors même qu'on ne peut soupçonner l'influence du systême nerveux; son fluide, extrait de la lymphe la plus subtile, travaillée dans le cerveau & la colonne vertébrale, non-seulement produit le mouvement, mais encore ce suc créateur qui s'entretient & s'épure dans les testicules & les parties de la génération en faveur de l'embonpoint & de la reproduction de l'espèce, tant dans l'homme que dans les animaux; on doit en conséquence regarder ce suc comme une humeur nourricière qui perfectionne l'ouvrage principal de la lymphe, c'est-à-dire, la nutrition du corps entier.

EXPLICATION.

Nous avons, dans le cours de nos Mémoires Physiologiques, tant de fois tracé le tableau d'après nature de l'existence du fluide nerveux & de ses effets dans tous les mouvemens du corps humain, soit dans l'état de santé, soit dans celui de maladie, qu'il serait maintenant superflu d'employer la moindre couleur pour rendre plus claire & plus frappante la démonstration que nous en avons donnée ; il s'agit de prouver qu'il contribue à l'instar de la lymphe à la nutrition de tous les solides, qu'il se réunit au sang pour entretenir sa fluidité, qu'il corrobore, rend souples & plus énergiques ses canaux ; qu'enfin, sans lui la circulation du sang n'aurait pas lieu, & qu'en conséquence, la vie serait tout aussi-tôt terminée.

Personne ne doit révoquer en doute que les nerfs ne reçoivent dans leur principe la lymphe essentielle qui constitue leur portion médullaire, celle dont le corps du nerf est composé & le fluide qui se distribue dans tous les lieux où se répandent les cordons & filets nerveux. Or, c'est cette liqueur médullaire nervale & la force du nerf qui rendent la nutrition plus prompte, plus efficace ; elles ajoutent l'une & l'autre à l'action du cœur & des artères qui languiraient fans ces agens, qui s'incorporent intimement avec la fibre mufculaire, dont les mufcles, les corps mufculeux & les vaiffeaux font abondamment pourvus.

Ces tuyaux font, à proprement parler, des vaiffeaux qui tranfmettent leur fluide de leur principe à leurs extrèmités les plus déliées ; ils font exactement pleins & reçoivent journellement de nouveaux fucs ; par conféquent ils travaillent fans ceffe à fe débarraffer de celui qui leur eft fuperflu, foit par la voie de la tranfudation, foit par le cours direct au-delà des tuyaux. Ce point de doctrine n'eft fufceptible d'aucune difficulté, attendu que s'ils ne s'évacuaient jamais, il en réfulterait deux inconvéniens également dangereux, la trop grande plénitude, *une pléthore nervale* qui troublerait l'ordre de l'économie animale, de plus un amas de lymphe dans les deux hémifphères du cerveau, qui non-feulement les inonderait, mais fatiguerait l'origine des nerfs, les relâcherait & donnerait lieu à de fréquentes apoplexies, paralyfies, maladies comateufes, convulfives, &c. ; que l'homme ne pourrait écarter par quelque moyen que ce fût. En vain prétendrait-on que cette lymphe fe reforbant à mefure qu'elle rafraîchit le cerveau, elle ne ferait jamais nuifible, cette prétention fe détruirait bientôt, en confidérant que la lymphe a fon cours lent, que ſes vaiſſeaux n'ont pas cette force & cette élaſticité qu'on remarque dans les artères & les veines, que d'ailleurs elle n'a point ce principe de chaleur, d'acti‑ vité & de circulation propres au ſang; le ſuc nerveux ſe décharge donc dans ſa marche en faveur des parties que ſes canaux parcourent, c'eſt une nourriture plus ſubtile que ne l'eſt la lymphe ordinaire, auſſi les muſcles, les parties muſculeuſes, le cœur, les teſticules, ne doivent‑ ils leur grande énergie qu'à cet extrait du ſang qui a ſubi pluſieurs élaborations? C'eſt un elixir qui anime, vivifie & conſerve. Si vous liez un nerf principal, ou qu'il tombe en paralyſie, la partie muſculeuſe à la‑ quelle il répond n'a plus de mouvement & ne ſe nourrit plus ; les autres parties profiteront de ce défaut pour rendre leur exiſtence plus ſolide & leur nourriture plus abondante. Si vous enlevez un teſticule, l'autre ſe nourrira à ſes dépens ; celui qui en eſt privé, loin d'être impropre à l'œuvre de la génération, ne devient que plus actif & plus porté aux plaiſirs de l'amour ; mais ſi vous les retranchez tous les deux, le paſſage de la matière prolifique & nervale s'oblitèrera ; alors ce ſuc prend une nouvelle route, ſe répand dans toute l'habitude du corps, il ne ſe trouve plus concentré dans un même endroit, n'eſt plus travaillé & raffiné dans ſes organes naturels, & vue ſa diviſion, la force du ſujet châtré diminue inſenſiblement, la vigueur de l'eſprit ſuit le ſort du corps, il s'affaiblit, les opéra‑ tions intellectuelles ſont beaucoup moindres, l'ima‑

gination eſt moins étendue, moins ſuivie; l'homme ne s'occupe plus qu'à des ouvrages légers & variés; tout ſe fait en lui dans le moral à-peu-prés comme chez les femmes dont il eſt devenu l'ennemi juré; une forte application, de ſérieuſes méditations, des travaux de longue haleine, le mettent hors de ſa ſphère; ſa voix eſt délicate, ſon chant reſſemble à celui des Enfans-de-Chœur, il ne lui pouſſe pas de barbe au menton, ou bien il en a très-peu, ce qui prouve évidemment la correſpondance établie entre le cerveau & les teſticules, & que la ſemence eſt analogue à la lymphe nervale, ce qui nous fait conclure que la reproduction de l'eſpèce ne reconnaît d'autre auteur que le cerveau qui envoie aux teſticules la liqueur qui lui eſt propre, de même que ceux-ci font parvenir au cerveau le ſuperflu de la ſemence pour le rafraîchir, le fortifier & donner une nouvelle énergie à ſes opérations; c'eſt pourquoi, l'on regardera dans la ſuite comme inconteſtable que la ſubſtance médullaire eſt une ſubſtance régénératrice, ainſi que la ſemence extraite de la lymphe nervale eſt la mère nourrice du cerveau & des autres parties du corps humain qu'elle engraiſſe & fortifie. Nous avons l'exemple d'une auſſi belle correſpondance entre les vaiſſeaux de l'utérus & les vaiſſeaux mammaires; ces premiers ſont imprégnés d'une humeur lymphatique laiteuſe qui dans les mammelles n'eſt que ſéreuſe pendant le tems de la groſſeſſe, tandis qu'elle devient un lait parfait après l'accouchement, parce que l'enfant, nourri pendant l'espace de neuf mois par la partie butireuse & caseuse qu'il absorbe, n'a plus besoin que du lait que la mère fournira & que l'enfant attirera fort abondamment dans les glandes mammaires par la voie de la succion à laquelle il s'habitue avec plaisir, & par la seule impulsion de la nature qui a déposé dans ses organes l'aliment seul capable de le nourrir & de le conserver.

Si quelque Pirrhonien voulait combattre la solidité de notre sentiment, nous lui rappellerions l'exemple des animaux, tels que le bœuf, le mouton, le cochon, le chapon, le cheval, tous animaux qu'on châtre quand on veut les engraisser, les rendre moins féroces, plus propres à l'usage que l'on tire de leur existence. Ces animaux deviennent moins actifs, moins souples, font d'un embonpoint que l'on ne peut comparer à celui des animaux entiers. Le bœuf n'est pas à craindre, il se plie sous le joug de la charrue, est fort docile, & sert à l'homme sans avoir la force du taureau; le mouton est plus doux que le belier, donne une fort bonne graisse; le cochon n'a plus de défenses cruelles; le cheval se dompte aisément, obéit au cavalier, s'accoutume à la marche que son conducteur lui prescrit à l'aide des rênes; le chapon est tranquille au milieu des poules, ne songe qu'à se nourrir & disposer son corps à servir de mets délicieux, il dépose son air de

fierté

fierté & de force qui le rendait si recommandable au milieu du peuple volatil.

Voilà les effets de la castration : si d'un côté elle remplit les cellules graisseuses d'excellent suc, elle abat les forces & diminue beaucoup l'énergie du physique & du moral, ce qui ne peut être attribué qu'à la perte que les nerfs ont fait d'une portion de leur empire, & de ce que la correspondance entre le cerveau, les nerfs & les organes de la génération a été presqu'entièrement détruite.

§. X X.

Tout ce que nous venons d'exposer par rapport à l'homme, s'applique facilement à tout le règne animal. Les brutes ont toutes un appétit qui les porte à réparer les pertes qu'elles font dans leurs différens exercices ; elles ont toutes une transpiration sensible & insensible, extérieure & intérieure ; elles digérent comme nous ; la nature travaille en elles un chyle qui renouvelle la masse de leur sang ; leur digestion & le suc chyleux sont plus parfaits que dans l'homme ; plusieurs d'entre elles ruminent, remâchent les alimens ; toutes n'en prennent que ce qui leur convient ; rarement se portent-elles à des excès désavantageux. Elles ont une circulation du sang bien ordonnée ; leurs muscles servent à faire jouer leurs membres selon les déterminations annexées à leurs especes ;

tous les animaux, même les plus petits, ont leurs membres, leur manière de s'alimenter; réparent les pertes que leurs exercices occafionnent; ils font excellemment pourvus de ce qui eft néceffaire à leur confervation, à leur bien-être; l'auteur de la nature les a mis en garde contre leurs ennemis & contre les attaques des corps environnans; il leur a accordé une induftrie que l'homme n'acquiert qu'à force de travail, que les lumieres de la raifon atteignent avec des peines incroyables. Du refte on obferve dans tous une circulation de fang & de lymphe qui ceffe au moment de la mort. La nutrition fe fait exactement par les mêmes loix dans tous les êtres vivans; toutes leurs parties folides & liquides forment un tout, dont l'harmonie ne peut fe perpétuer fans des rapports uniformes, fans une équilibration entre le jeu des folides & des fluides, fans une décharge par les voies fenfibles & infenfibles, & fans l'introduction de nouvelles molécules nourricières dans toutes les parties qui en ont été dépouillées, ou qui en ont abfolument befoin pour leur entretien, leur accroiffement & leur force.

L'expérience & l'obfervation conftantes nous ayant appris qu'il y avait une analogie parfaite dans les opérations de la nature, en faveur de la création, de l'entretien, de la confervation de l'homme & des animaux, qui ne différent que dans le plus & le moins, & non dans le choix des moyens, nous n'infisterons point sur ce chapitre, qui de tous temps a fixé l'admiration des naturalistes.

§. X X I.

Phénomène VIII.

Nous bornerions nos spéculations au règne animal, si notre globe ne nous en offrait un autre bien digne de notre attention, puisqu'il a été créé pour notre conservation & notre bonheur. Ce grand objet excite notre curiosité par la forme des sujets qui lui sont soumis, leur organisation, leur manière d'être, plus encore par leurs vertus multipliées, qui, malheureusement pour l'humanité souffrante, ne sont pas encore assez connues. Il fournit en même tems des alimens & des remèdes, quelquefois aussi des poisons qui ne le sont pas pour les animaux, & qui, pris en certaines circonstances avec art & ménagement, jouent un rôle tout-à-fait opposé, puisqu'ils détruisent les affections les plus longues & les plus difficiles à traiter. C'est le règne végétal, qui n'a d'autres limites que l'empire de la terre & celui des eaux. Il forme nos prairies émaillées de fleurs, dont la vue nous enchante; il orne le bord de nos grands chemins; il se plaît dans nos vignes; il paraît avec faste & distinction dans nos jardins & nos vergers; il ne dédaigne pas de parer nos murailles & l'humble

chaumière du pauvre ; il multiplie le nombre de ses enfans, dans nos champs, au point de nuire à la végétation de beaucoup d'autres qui lui font auffi chers, c'est-à-dire, du froment, du feigle, de l'orge, du méteil & des légumes propres à la nourriture de l'homme ; il produit les forêts & les plantes qui croiffent à l'ombre des arbres les plus touffus ; il étend fes droits fur les plus hautes montagnes, fur les endroits couverts de neige, dans les marécages, les étangs, les rivières, les fleuves, & ce vafte contient que la mer couvre de fes eaux ; de plus, dans les terres voifines de cette maffe d'eau, inacceffibles aux cultures ordinaires, par rapport à l'énorme quantité de fel dont elles font imprégnées ; enfin dans les rochers & les puits.

Tous les individus que ce règne renferme, confidérés généralement & d'après un coup-d'œil, jetté fur le grand volume du globe, paraiffent compofer la chevelure de la terre, fe produire comme les cheveux & les poils qu'on voit s'élever fur la fuperficie du corps humain & fur la peau des brutes, attendu que les plantes fe nourriffent des fucs de la terre à laquelle elles font fixées, comme les parties animales du fuc nourricier qui leur eft tranfmis par le fang ; qu'elles naiffent, croiffent, ont leurs maladies, leurs remèdes, leur décroiffement & deftruction ; que leur corps fe foutient par une efpèce de circulation de liqueur ; qu'il fe détruit par inanition, par l'inconftance des faifons; & quoiqu'elles aient un tems marqué pour leur exiftence, elles fe reproduifent annuellement, ou par la graine, ou par la racine qui fe conferve faine dans le cours de l'automne & de l'hiver, ou bien encore par leurs branches coupées & plantées, c'eft-à-dire, par bouture & par greffe.

Cette idée, quoique vraifemblable, n'eft pas cependant jufte; un vrai phyficien & un naturalifte n'admettront jamais une analogie parfaite entre l'exiftence du végétal & celle de l'animal, lors même qu'il ne ferait queftion que d'une analogie entre la plante & les cheveux, l'épiderme, le bec des oifeaux, les cornes, les ongles & autres appendices du corps animal : c'eft ce qui fera fenfible dans l'explication que nous allons donner.

EXPLICATION.

L'homme ne diffère de l'animal que par la raifon dirigée felon fes befoins, felon l'ordre politique & focial, felon les fentimens de reconnoiffance qu'il doit conferver pour fon Créateur, en qui réfident fa confiance, fon efpérance & fa gloire. La nature fe gouverne envers lui par les mêmes règles qu'elle obferve conftamment envers les animaux & les plantes. Tout dans ce monde-ci eft uni par une même chaîne, dont on ne peut fouftraire une portion fans troubler l'harmonie du total. L'homme

M

tient à l'animal, dans lequel il trouve les plus grandes reſſources, tant pour ſa nourriture & ſes plaiſirs, que pour les travaux, parce qu'il l'aſſujétit. L'animal, de ſon côté, qui ſe paſſerait aiſément de l'homme, reçoit des entrailles de la terre ſa ſubſiſtance & ſon bonheur temporel ; il choiſit au milieu de ſes tréſors, de ſes productions, ce qui lui convient tant en ſanté qu'en maladie ; il eſt ſon propre médecin ; la ſagacité des gens de l'art, de ſon roi prétendu, ne peut être miſe de niveau avec ſon diſcernement ; il ſait ſe gouverner avec ſes ſemblables & contre ſes ennemis, dont il devient la pâture, attendu qu'il y a toujours guerre ouverte entre tous les animaux, que le plus fort l'emporte ſur le plus faible, qui reçoit la loi *non in œre ſed in cute*. Les plantes paraiſſent n'avoir été créées que pour ſervir de victimes immolées aux deſirs, aux plaiſirs & aux beſoins de l'animal en général. L'homme *omnivore* en tire tout le parti poſſible, & les prépare à ſon uſage par les moyens que ſon induſtrie lui ſuggère. La brute n'a que la liberté de choiſir & de recevoir de l'homme la nourriture qu'il croit lui mieux convenir. Je ne parle ici que des animaux familiers, apprivoiſés : pour ce qui eſt des ſauvages, ils vivent à leur gré ; la nature eſt leur ſeule pourvoyeuſe.

Les plantes ont, de même que l'animal, une vie, un corps, des membres, des variétés dans la figure, des parties qui les conſtituent & les différencient les unes des autres. On en voit de petites deftinées à ramper fur la terre, comme les ferpens. On en remarque de moyenne taille, dont les extrêmités s'élèvent & s'étendent. D'autres fe préfentent comme des géans ; elles font d'une étendue prodigieufe, croiffent d'années à autres, de manière à former un très-gros tronc & des branches, qui, par leur quantité & les feuilles dont elles font couvertes, répandent au loin une ombre qui prive la terre du bénéfice de la chaleur, & la rend ftérile. L'on en découvre qui n'ont aucune marque extérieure de végétation, telles que les truffes, les morilles, les agarics que l'on obferve dans de vieux bois, & quelques-unes qu'on dirait être des appendices de plantes différentes, telles que le guy de chêne, la noix de galle, réfultat de la bleffure faite à la feuille du chêne par un infecte, &c.

Toutes ces productions de la terre vivent, croiffent, fe multiplient : vous croiriez voir des êtres vivans. La plante fe garnit de feuilles, s'orne de fleurs, renferme dans fes piftiles des graines confacrées à la régénération de nouveaux enfans qui marcheront fur leurs traces, embelliront la nature, & ferviront à la nourriture & confervation du règne animal.

On defirerait favoir s'il y a de l'analogie entre la naiffance, l'accroiffement, la fanté, les maladies, la nutrition des végétaux, & la manière d'être des animaux, fur-tout dans les parties qui femblent être

M 4

placées au-delà de l'empire des vaisseaux, telles que les poils, les cheveux, les ongles, les cornes, le bois de cerf, l'épiderme, &c. Si je voulais faire un roman philosophique, je dirais qu'il y a une parfaite conformité dans la manière dont se produit l'animal, dans celle dont il se nourrit, s'entretient; & celle dont la plante végète, se nourrit, s'engraisse, se conserve, se reproduit. Je dirais que le végétal fermement uni avec la terre, sa matrice naturelle, ne s'en sépare point jusqu'à l'entière dissolution de ses racines; que celles-ci sont, divisement prises, autant de vaisseaux propres à transmettre le suc & la graisse de la terre, dans la tige & les branches qui se développent peu à peu, à mesure que le corps de la plante peut supporter une nourriture plus abondante, que la nutrition se fait comme dans l'animal; à mesure que les tuyaux s'aggrandissent, à mesure que le tissu de la plante se prête à l'introduction du suc nourricier, comme les extrémités des tuyaux se prêtent aussi à l'addition de molécules organiques, dans une direction droite, sans mouvement apparent & sans obstacles; que l'eau dont on a abreuvé la terre dans les tems de sécheresse, fournit plus qu'il ne faut pour cette importante opération; que ses racines sont autant de bouches prêtes à la recevoir chargée des sels qu'elle a dissout pour une louable végétation; que la terre est le ventre où se prépare le chyle parfait d'où dépend l'embonpoint du végétal, & son entier développement, jufqu'à l'inftant qu'elle périt pour reparaître dans un autre tems, avec un nouvel éclat par elle-même, par fa graine ou par fes boutures.

Ce fyftème ne ferait pas dépourvu de raifon ; mais je m'écarterais de mon plan. Il s'agit de favoir fi les cheveux font attachés au corps humain comme les plantes à la terre, fi les cornes, les ongles, le bois de cerf, l'épiderme, les dents, &c. naiffent & pouffent comme les végétaux, parce qu'ils font placés dans des endroits qui paraiffent indépendans du cours du fang & du mouvement du cœur. En conféquence, on voudroit favoir s'il n'y a point une analogie entre ces productions animales & végétales, & quelle eft la nature de la force qui introduit la nutrition dans ces fubftances, & fur-tout dans ces appendices du corps animal.

Pour réfoudre un fi grand problême, nous avons eu foin d'établir des principes puifés dans la nature ; nous avons fait connaître que tout était vaiffeau, tant en faveur de la digeftion, de la chilification, de la circulation du fang, qu'en faveur de l'œuvre des fécrétions, excrétions, & de la marche de la lymphe, feule agente dans le méchanifme de la nutrition de toutes les parties dont le corps animal eft compofé. Il s'agit maintenant de favoir fi les particules ci-deffus mentionnées, que l'on regarde comme les fupplémens & appendices du corps animal, fe gouvernent par les mêmes loix, s'ils font un réfultat de végétation, ou bien une suite du mouvement progreffif dans des tuyaux que l'on aurait cru étrangers à l'ordre de la circulation ; enfuite quelle eft la nature de la force qui leur donnerait la naiffance & un état réel dans le cas où elle aurait ou n'aurait pas une analogie parfaite avec l'exiftence & la manière de vivre des plantes. Nous allons développer notre fyftême d'après les obfervations fuivantes.

PREMIÈRE OBSERVATION.

TOUTE plante vient par graines, boutures, provins, entes. Ces expériences ont toujours le fuccès defiré, fi l'on faifit le tems convenable à la production & reproduction de ces hôtes de la terre, fans quoi le laboureur, le jardinier, le botanifte voient avec douleur s'avorter des travaux fur lefquels ils fondaient les plus flatteufes efpérances.

SECONDE OBSERVATION.

CHAQUE graine, bouture, provin, ente (1), fait fortir de fon fein un fuc animé, par la chaleur où le fluide électrique, d'où naiffent la racine & la feuille. L'un & l'autre confpire avec un zèle égal à la formation du tronc, des branches & des feuilles pour les arbres, de la tige, des rameaux & feuilles pour les plantes plus délicates.

---

(1) La ente eft une véritable inoculation fuivie des mêmes effets.

Troisième Observation.

Toutes ces parties formées, il se fait de nouvelles pousses, qui donnent naissance à des fleurs variées dans leur organisation, plus composées que le reste du végétal. C'est dans ce corps que sont renfermées les semences qui contiennent autant de germes de reproduction.

Quatrième Observation.

Nous remarquons que les semences ne survivent pas à tout l'extérieur de la plante vivace, comme au total de la plante annuelle; qu'elles se répandent dans le voisinage de leur habitation, à moins qu'on n'ait le soin de les récolter pour les semer & les faire venir dans les terrains convenables, ou les transporter dans d'autres climats plus ou moins favorables à leur conservation & à leur bien-être.

Cinquième Observation.

Ce qui périt le premier dans la plante, est la fleur; elle conserverait toujours dans sa matrice toutes les semences, si la chaleur ne la desséchait & ne l'obligeait de s'ouvrir pour jeter les semences çà & là, & confier ses enfans à la terre, comme étant le lieu le plus convenable pour les recéler & les faire éclorre en tems propice, former une nouvelle génération plus confidérable que la première. C'eft ainfi que nous voyons dans le règne animal les quadrupèdes, les oifeaux, les infectes, placer leur progéniture dans le voifinage des plantes & des objets qui doivent fervir de pâture à leurs petits, prévoyance bien capable d'humilier l'homme, fi fouvent indifférent au fort de fes enfans, fur-tout quand il traîne une vie malheureufe.

Sixième Observation.

Après la deftruction de la fleur, les feuilles tombent, la tige refte, elle fe defsèche petit-à-petit, il ne refte plus que la racine qui fubit le même fort dans les plantes annuelles; pour ce qui regarde les vivaces, elles confervent leurs feuilles les plus proches de la terre, elles fe mettent même en garde contre les fâcheufes influences de l'hiver & fe fortifient; en forte que dans celles-ci les feuilles & les racines s'entretiennent dans l'état de la meilleure fanté jufqu'au printems prochain, époque d'une nouvelle végétation.

Septième Observation.

J'ai dit que le règne végétal fe nourriffait par fa racine & par fes feuilles, chaque racine eft effectivement une petite bouche, qui pompe le fuc nourricier que la terre lui fournit tout travaillé, assez délié pour pénétrer dans les substances qu'il doit alimenter, toujours en raison proportionnée du volume & de la texture particulière à la plante ; nous remarquons dans ces êtres approchant de l'animal un tempéramment annexé à chaque espèce qui requiert un aliment déterminé & convenable ; la nature ne manque jamais de le distribuer avec sagesse, relativement à ce que le sujet peut supporter, pour s'acquitter avec facilité de ses fonctions ; les seuls contretems forment un obstacle à la régularité de l'harmonie qui règne entre la nature & ses sujets, ils sont par malheur trop souvent répétés & l'emportent sur la résistance que la plante oppose continuellement à sa destruction.

Huitième Observation.

La plante se nourrit par ses feuilles comme par ses racines, l'observation journalière est une démonstration sensible de cette grande vérité. Les rosées du matin rendent ordinairement sa nourriture plus abondante, plus pénétrante, plus chargée de principes actifs, extraits de l'air, que n'en donnent les racines ; il arrive, par ce surcroît de secours, que le corps entier de la plante profite, que la racine devient plus nourrie, plus enrichie de sucs bienfaisans, en conséquence beaucoup plus grosse, qu'elle est considérée à cette époque, comme un réservoir, un magasin, toujours prêts à favoriser la végétation.; il faut donc reconnaître dans le règne végétal deux sources fécondes d'alimens & de nutrition, la racine & les feuilles ; par conséquent une espèce de circulation de fluide de la racine aux feuilles & de celles-ci à la racine, circulation infiniment mieux établie dans les plantes vivaces que dans les annuelles, quoique dans celles-ci on ne puisse disconvenir qu'elle n'existe au moins pendant le cours de la vie du végétal.

Neuvième Observation.

Le suc de la racine s'introduit dans les divers tuyaux de la plante, de même que celui que procure la rosée pénètre dans les canaux inhalans & absorbans des feuilles ; l'inspection seule détermine ce point de doctrine qu'on ne peut combattre ; nous voyons la rosée se reposer sur les feuilles, les branches, entourer les tiges, & les plantes, croître en raison de cet aliment précieux ; dans les tems les plus secs, nous observons de petites molécules rondes, luisantes, diaphanes à l'extrêmité des parties qui doivent s'allonger & s'étendre selon plusieurs dimensions, en sorte que l'on ne peut révoquer en doute, que le végétal ne se nourrisse, comme l'animal, par addition de parties, par la pénétration d'un fluide dont une portion se loge dans le tissu cellulaire du corps, de la tige, des branches, des feuilles qui s'en abreuvent & retiennent ce qui convient le mieux à son embonpoint.

DIXIÈME OBSERVATION.

LA plante a sa transpiration extérieure, de même que l'animal ; tout le suc qui lui survient, tant de la part des racines par la terre, que de la part de ses feuilles par l'air, serait trop abondant, surchargerait ses parties & les ferait périr : il se fait en conséquence une transpiration journalière, sensible ou insensible, qui favorise l'évaporation des molécules nuisibles, quand elles ne sont pas nourricières, dégage la plante de manière à laisser à ses sucs la liberté de se répandre & de former les organes essentiels à sa constitution, à la forme & qualité des fruits qu'elle produira, fruits qui renferment les germes d'une prochaine reproductio.

ONZIÈME OBSERVATION.

IL est des plantes qui ne paraissent former qu'un même corps, un seul tout avec d'autres plantes d'un port & d'une constitution tout-à-fait différente, telles que le gui-de-chêne, l'épithyme, la cuscute, &c. elles se nourrissent au moins & croissent de la même manière que la mère dont elles sortent, excepté qu'elles n'ont point de racines, qu'elles se développent, se manifestent comme anastomosées avec le premier végétal, ce qui démontre l'existence de canaux continus entre la plante principale & son appendice.

Douzième Observation.

Les fungus, les agarics, corps solides, sortis du chêne & d'autres arbres qu'on a laissé vieillir, ou que l'on a conservé long-tems sur la surface de la terre sans les employer, sont tellement unis au corps de l'arbre, qu'on les en détache fort difficilement, ils se nourrissent & croissent, lors même que leur auteur ne reçoit aucun suc profitable; il est bien certain que les canaux qui servaient à répandre dans toutes les parties de l'arbre le suc conservateur, avaient aussi enfilé d'autres tuyaux appendices de l'arbre avec lesquels ils ne faisaient qu'un, qu'en conséquence ces productions qui trompent le coup-d'œil, feraient penser que dans un seul individu, il y a société intime de deux substances dissemblables, tellement unies que l'une dérive de l'autre; c'est pourquoi, d'après l'observation, nous estimons que le chêne, le gui, l'agaric ne font qu'un tout, nourris en même tems par un suc différent, mais sans interruption comme les autres plantes. Ne remarquons-nous pas tous les jours que les arbres greffés par plusieurs germes ou entes produisent des branches chargées de fleurs & de fruits, opposés par leur nature & leurs vertus? il semble que l'arbre fait retourner ses sucs au profit de ses nouveaux hôtes, qu'il abandonne son intérêt particulier pour ne songer qu'à nourrir des étrangers, qui, épuisant toute fa subſtance, lui feront oublier qu'il l'a devait à des enfans ſemblables à lui.

Treizième Observation.

Si l'on enlève une grande portion de l'écorce d'un arbre ou d'un arbuſte dans ſon pourtour, cette plaie devient mortelle, ils périſſent aſſez promptement, les feuilles commencent à jaunir, tombent enſuite, ſans eſpoir de retour; immédiatement après, les branches ſe defsèchent, ſe caſſent facilement, le tronc périt; il faut couper l'arbre ou l'arbuſte au-deſſous de la plaie, ſi l'on veut qu'il revienne; ou bien on l'arrache pour le faire ſervir aux travaux de menuiſerie, de charpente, de charonage, ou bien encore pour alimenter nos foyers pendant la ſaiſon rigoureuſe; ce bois mort par cauſe de maladie n'eſt jamais ſi bon que celui qu'on coupe à l'âge fixé par les ordonnances, parce qu'il eſt trop poreux par défaut de ſucs, qu'il brûle trop vîte, & qu'employé, ſa durée eſt en raiſon de la perte de l'humide radical, dont il eſt preſque privé.

Premier Corollaire.

Ces obſervations que l'expérience annuelle confirme nous autoriſent à conclure qu'il eſt une analogie aſſez ſenſible entre le règne végétal & l'animal; l'un reçoit des liqueurs nutritives de la terre à laquelle il eſt uni par

des liens indissolubles dans le cours d'une vie limitée,
à moins qu'on ne l'en sépare par violence, son union
primitive est si sacrée, qu'il fait tous ses efforts pour re-
prendre le ton de correspondance, lorsqu'on le transf-
porte d'un endroit à l'autre; par conséquent la terre
est la mere nourrice de la plante qui pompe ses sucs
dont elle est abondamment munie: l'autre se nourrit en
exprimant le lait des mammelles de sa mère ou d'une
femme précaire, après s'être alimenté l'espace de neuf
mois dans l'utérus avec lequel il est étroitement uni, je
ne parle ici que de l'homme; les autres animaux sont
plus ou moins de tems renfermés dans les matrices
proportionnelles à leur constitution, à leur conformation & à leur manière d'être propre à chaque espèce.

II. Corollaire.

Le suc végétal se répand dans les intestins de la
plante, c'est-à-dire, dans la tige, dans les feuilles &
par degrés dans les branches qui prennent de l'accroissement avec assez de promptitude pour devenir
presque sensible : ainsi nous voyons les membres de
l'animal & toutes ses parties intérieures, s'accroître,
être susceptibles d'un embonpoint proportionnel à son
âge, à sa constitution, sa conformation & l'institution
de la nature qui le destine à des opérations propres
à chaque espèce de ce règne.

III. Corollaire.

La variété des plantes est presque relative à celle des animaux, & quand le nombre de ceux-ci ne serait pas aussi considérable que celui des premières, il est assez de caractères différenciels dans les espèces, pour que dans ce point l'on puisse admettre une analogie à laquelle on se refuserait difficilement.

IV. Corollaire.

Le suc nourricier dans les deux règnes passe par des tuyaux qui le transmettent jusqu'aux extrèmités les plus délicates & d'un fil continu ; ces tuyaux sont de figure conique, c'est-à-dire, que dans le règne végétal ainsi que dans l'animal, les canaux qui portent la nourriture vers les extrémités vont toujours en diminuant ; c'est par l'avantage de cette figure, que les liqueurs limphatiques viennent à bout de s'introduire dans les parties qu'elles doivent nourrir, qu'elles s'arrêtent & se moulent dans toutes les cellules & membres susceptibles d'accroissement en tout sens.

V. Corollaire.

Si le corps animal se nourrit à l'aide du grand vaisseau, & par les molécules nourricières dont l'air est chargé, la plante se conserve, s'entretient, répare ses pertes par les canaux multipliés de la racine qui s'abreuve des sucs de la terre & de l'eau qu'on lui fournit; outre cela, les rosées pénètrent les pores de la peau végétale, s'insinuent dans les vaisseaux dont ses feuilles sont presqu'entièrement formées.

VI. COROLLAIRE.

LES excrétions se font aussi parfaitement dans la plante que dans l'homme, le soleil a soin de repomper les sucs superflus, la quantité qu'il en extrait est si grande, que si l'on ne donne pas au végétal une nourriture nouvelle par l'eau & le fumier, la maigreur & le marasme s'emparent de lui & le conduisent à une destruction totale.

VII. COROLLAIRE.

IL n'est pas aisé d'établir entre l'animal & la plante une analogie tirée de cette fameuse circulation, si justement célébrée dans le siècle dernier; nous la connoissons dans l'un & nous n'en appercevons aucune trace dans l'autre, à qui nous accordons simplement un mouvement progressif, soit que la nourriture lui vienne de la racine, soit qu'elle s'introduise par les feuilles.

VIII. Corollaire.

Il est cependant entre la racine & l'écorce une correspondance si intime, si essentielle pour la subsistance de l'arbre, qu'on ne peut enlever impunément l'une ou l'autre, sans détruire le corps entier du végétal : il en est de même des autres plantes, ce qui fait penser que les tuyaux de la racine & de l'écorce sont continus, que leur commerce est si indispensable, que le tronc, les branches & les feuilles ne grossiraient, ni ne pousseraient jamais sans le concours de ces deux puissances.

IX. Corollaire.

Ce n'est point à la terre seule que la plante doit sa végétation ; l'air & l'eau suffiront pour opérer la naissance, l'accroissement du végétal, développer ses fleurs, & produire une multitude de fruits & d'enfans, qui seront eux-mêmes pères de nouvelles familles aussi nombreuses que les précédentes.

Voilà bien des traits de ressemblance entre le végétal & l'animal, qui feraient croire que la nature ne se sert que d'une méthode pour l'apparition, l'accroissement, la nourriture, la conservation & la destruction de l'un & de l'autre ; si cependant l'on en suit la marche & qu'on établisse une comparaison judicieuse sur la manière d'être de ces deux productions, l'on s'appercevra facilement, qu'il y a bien plus de diftance de l'organifation de la plante à celle de l'animal, qu'il ne s'en trouve entre celui - ci & l'homme, qu'il eft des difconvenances fi frappantes, qu'on finira par conclure que l'animal & le végétal n'ont rien de reffemblant que le développement & la nutrition par des tuyaux correfpondants les uns aux autres, dont l'un ne peut être oblitéré fans que la machine ne fouffre quelqu'altération ; vérité précieufe que nous allons mettre dans le jour le plus favorable, par des faits connus des plus ignorans.

1°. La plante vient de graines, qui germent par elles - mêmes, ou par les fucs de la terre, après être tombées en diffolution ; par entes, en introduifant un germe dans l'écorce d'un autre arbre ; par boutures, en coupant une partie du corps végétal d'où fortent une racine, des branches, des fleurs, & un individu parfaitement femblable à celui dont il a été fouftrait, lorfque toutes fois on la plante en terre dans les tems convenables, & qu'on arrofe fon habitation fur - tout dans la faifon la plus brûlante de l'année, attendu que toute bouture pouffe mieux à l'ombre ; par provins, en couchant la branche à une profondeur moyenne dans la terre, & la tenant de façon qu'elle ne puiffe s'élever au-deffus de la terre, ni paffer les bornes que le cultivateur a fixées.

2°. La plante paraît avant fon développement par

fait fur la furface de la terre à laquelle elle eft fimplement unie, collée, de manière à recevoir fes fucs par chaque oftiole que préfente chaque portion de la racine entière.

3°. LES parties de la plante croiffent fucceffivement, fe multiplient en raifon du terrein plus ou moins favorable qu'elle occupe; tout dans elle paraît fucceffivement, en forte que la tige, les feuilles, la fleur, le fruit, la graine, font autant de phénomènes dont l'apparition eft fucceffive & graduée; leur dépériffement fuit l'ordre de la même gradation depuis la fleur jufqu'à la racine.

4°. LA graine germe, produit un végétal, fans avoir befoin de la terre; la chaleur, l'humidité de l'air fuffifent pour le manifefter à notre vue de la même manière qu'il ferait dans fa demeure naturelle; produirait-il des fruits fans ce fecours? Je n'ai point fait d'expériences qui conftatent ce fait digne de notre curiofité.

5°. SI je mets un oignon dans un vafe rempli d'eau, tous les phénomènes de la végétation auront lieu, comme s'il était renfermé dans le fein de la terre; ce qui prouve que ce dernier élément ne lu fert que de lit, que la nutrition fe fait par des fucs analogues à ceux de l'eau, attendu que la même chofe arrive à l'égard d'une branche de faule, qui devient arbre dans l'eau indépendamment de fa mére naturelle.

6°. Il arrive fouvent qu'un végétal, qui vient à merveille dans un fol, ne pouffe pas dans un autre, ou bien ne porte ni fleurs ni fruits.

7°. Toute la plante eft contenue dans la femence, dans fon germe, dans chaque partie d'elle-même. Cette propofition eft dérivée de la première vérité que nous venons d'annoncer.

8°. Si l'on arrache une plante du fein de la terre ou de l'eau, dans laquelle on la fait végéter, & qu'on la laiffe à l'air, elle périra; il en eft d'elle comme des poiffons hors de l'eau.

9°. Quand on change une plante d'habitation, on l'enlève avec la terre; alors elle furvit à fa tranfplan-tation. Mais fi l'on vient à l'arracher, ou découvrir fes racines, on coupe une grande partie de celles-ci, & l'on retranche une grande portion du fommet, fans quoi le végétal eft menacé d'une mort prochaine ou d'un état de langueur, qui fait craindre fon dépérif-fement.

10°. La plante fe nourrit depuis l'extrêmité de la

racine jufqu'au fommet de la fleur, par des tuyaux continus, de manière que les particules les plus fubtiles s'éloignent de leur origine en raifon des diftances.

11°. Nous obfervons qu'un arbre, tel que le faule, fe gangrène de manière que fon tronc tombe dans une entière & parfaite diffolution, & qu'il ne refte plus en lui que la correfpondance établie entre la racine & l'écorce. Elle fuffit néanmoins pour produire des branches, des feuilles, des fleurs, &c.; ce qui démontre évidemment que la continuité des tuyaux, depuis la racine jufqu'au fommet, n'eft point interrompue, puifqu'on coupe fes branches annuellement, ou bien de trois années l'une; que cette coupe n'empêche pas qu'elles ne repouffent avec une nouvelle vigueur. Il fuffit donc pour la nourriture de l'arbre, dépourvu de tige, qu'il y ait communication intime des fucs nourriciers de la racine aux branches, par l'écorce & l'extrêmité de la tige avec laquelle les tuyaux de l'écorce s'abouchent immédiatement. Il en eft de même du chêne & d'autres arbres, dont la tige eft fort dure & fujette à fe corrompre facilement. D'après ces vérités tirées de l'obfervation, fi l'on examine de quelle manière fe fait la production des animaux, par quels moyens ils fe confervent, & comment s'opère leur deftruction, l'on fera frappé des caractères de diffemblance qui exclut toute comparaifon, fi ce n'eft dans l'œuvre de la nutrition.

Premier Caractère.

Lorsque l'animal veut travailler à la production d'un être semblable à lui, il s'unit avec une fémelle qui renferme en elle des œufs, germes de reproduction que la femence du mâle fait détacher, échauffe & développe : cet individu abandonné aux soins de la nature, se conserve, s'entretient & se nourrit pendant un certain tems, enfermé dans une étroite prison, sans se plaindre ni solliciter sa sortie, que dans des jours fixés invariablement pour la naissance des nouveaux sujets. Je ne parle ici que des quadrupèdes & bipèdes vivipares, qui dans leurs demeures sont munis de tous leurs membres.

Les plantes, au contraire, fermement attachées, collées à la terre, viennent d'une femence qui lui est confiée, que la chaleur & l'eau font paraître sur sa surface, à moins que des contretems ne l'empêchent de germer. En conséquence la graine pourrit en pure perte pour le cultivateur ; la plante ne follicite point sa sortie hors de la graine ; elle ne contracte point d'union ni d'alliance avec une autre plante : la terre, l'eau, l'air font les feuls créateurs du nouvel être ; la chaleur inteftine est le moyen nécessaire pour procurer cet avantage. La plante est donc sur la surface de la terre comme le fœtus dans le ventre de la mère, c'est-à-dire, purement passive pour la réception de la nourriture. Quant à la diftribution des liqueurs, elle s’opère dans la plante fans mouvement apparent, tandis que la circulation du fang & l’emploi des humeurs dans leurs canaux & refervoirs font très-fenfibles dans l’animal. Le végétal ne doit pas fortir de fon lieu natal; il ne fait qu’un avec la terre dans tout le cours de fa vie, tandis qu’au contraire l’animal n’eft que pour un tems fort limité en fociété avec fa mère.

II. CARACTÈRE.

SITÔT que l’enfant & le petit animal font nés, ils cherchent, par une impulfion naturelle, à fe nourrir. L’homme, feul de fon efpèce dans la claffe des bipèdes & bimanes, par un appétit machinal a recours au fein maternel, pour y puifer cette liqueur blanche, douce, balfamique, graffe, légèrement épaiffe, dont il doit fe fervir comme unique aliment pendant les premiers mois, pour paffer enfuite à des mets plus folides, qui puiffent fympatifer avec la qualité du lait qu’on lui fournit, fouvent l’efpace de deux années. Pour ce qui regarde les autres animaux, ils fe nourriffent de lait moins de tems. La plus grande partie d’entr’eux fe confervent avec des alimens tirés de la terre prefqu’au moment de leur naiffance. Les ovipares fur - tout n’ont befoin de leur mere que pour les échauffer. A peine font-ils fortis de l’œuf, qu’ils trouvent les fubftances qui conviennent à leur entretien;

ou si leur mère les leur fournit, c'est par le moyen de la béquée. Les oiseaux, par exemple, sont nourris par leurs mères jusqu'à ce qu'ils soient en état de manger seuls, & de se répandre dans l'empire des airs. La plante une fois éclose se montre sur la terre sans indice d'appétit ; elle reste dans le même lieu, jouet perpétuel des vents ; elle espère sa santé, son embonpoint, son accroissement & la beauté de son port, de la rosée du ciel, de l'eau que lui fournira suffisamment l'industrieux jardinier, & de la graisse de la terre avec laquelle sa graine l'a incorporé.

III. CARACTÈRE.

L'ANIMAL, de quelque classe qu'il soit, ovipare ou vivipare, paraît avec tout l'appareil de la structure & de la forme qu'il doit garder jusqu'à la destruction de son corps organisé, c'est-à-dire, jusqu'à sa mort, si vous exceptez le polype, qui tient, dit-on, un juste milieu entre la plante & l'animal, parce qu'il se reproduit à l'aide de la section. La plante, au contraire, sortant de la graine dans laquelle elle est contenue toute entière, ne se développe que petit à petit, jusqu'à la fleur qui se convertit en fruits.

IV. CARACTÈRE.

L'ANIMAL se détruit en un instant dans sa totalité ;

la deſtruction de la plante ſe fait par degré, depuis la fleur juſqu'à la racine.

V. C A R A C T È R E.

L A naiſſance de l'animal ne s'opère que d'une manière ; celle de la plante, par pluſieurs méthodes. *Voyez le N°.* 1er.

V I. C A R A C T È R E.

L'ANIMAL ſe ſoutient par des inſtrumens actifs, perpétuels, que la nature fait toujours agir uniformément ; la plante eſt paſſive dans tous les bienfaits qu'elle reçoit de la terre, de l'eau, de l'air & du fumier qu'on emploie pour l'engraiſſer.

V I I. C A R A C T È R E.

L'ANIMAL agit, ſe promène, a ſes allures, devient malade, témoigne, par des actes extérieurs, ſa douleur, ſes ſouffrances, leurs degrés progreſſifs ; il réſiſte à ſa deſtruction, fait ſon poſſible pour écarter & fuir ſes ennemis, eſt capable, par ſon inſtinct, d'exécuter mille opérations, qui paraiſſent déceler une lumiere analogue à celle de la raiſon : c'eſt ce que, dans lui, l'on appelle inſtinct. Il paraît très-content quand on ſatisfait ſes appétits, témoigne des ſentimens de recon-

noiſſance, ſe reſſouvient même du bienfait, & recon‑
naît celui qui le lui accorde; il conſerve au contraire
des ſentimens de haîne contre celui qui l'a maltraité;
il s'en vengera à la première occaſion. Le chien, le
cheval, le mulet, conſervent long-tems le ſouvenir
des mauvaiſes réceptions qu'on leur a faites, & ma‑
nifeſtent leurs reſſentimens. Malgré toutes ces appa‑
rences d'actions métaphyſiques, je crois fermement
que l'homme ſeul, outre les avantages précieux dont
l'animal jouit, pris dans ſa généralité, poſsède ſeul
la raiſon, apanage de la ſubſtance ſpirituelle, qui le
dirige dans toutes ſes démarches & les actions de la
vie, courte dans pluſieurs ſujets, plus longue dans
d'autres, mais toujours terminée dans le règne ani‑
mal par la mort.

La plante, au contraire, n'eſt ſenſible à rien; l'eau
dont on l'abbreuve, la fait paraître avec éclat ſur le
théatre de la terre; le fumier dont on l'engraiſſe, lui
procure un embonpoint ſouvent démeſuré; elle éclipſe
ſes compagnes, à qui l'on n'a pas donné une pâture
auſſi abondante. Lorſqu'elle tombe dans quelques
maladies, le cultivateur s'en apperçoit par les chan‑
gemens arrivés dans ſa couleur, ſon défaut de conſiſ‑
tance ou flétriſſure, par ſon dépériſſement, ſa ſéche‑
reſſe & ſon manquement de végétation, qui conduit à
l'anéantiſſement total, à moins qu'on ne prévienne
ces grands inconvéniens, en employant les remèdes
dont les jardiniers font journellement l'application

la plus heureufe ; mais tous ces événemens fe fuc-
cèdent fans que le végétal paraiffe y prendre la moindre part.

VIII. CARACTÈRE.

L'ANIMAL vit, fe foutient, conferve fa fanté dans
différens climats, pourvu qu'il fe trouve toujours
dans fon élément natal. Il n'en eft pas de même de
la plante. Telle vient dans un climat, s'y foutient
avec la végétation la plus diftinguée, qui ne pouffera
point ou très-faiblement dans un autre, qui ne végé-
tera qu'en partie, faute de cette chaleur fuffifante,
propre à lui faire porter des fruits. Il en eft de même
des plantes qui fe plaifent à l'ombre, qu'une chaleur
trop vive ferait deffécher.

COROLLAIRE GÉNÉRAL.

TOUTES nos obfervations tendent à nous faire conclure que l'animal & le végétal n'ont de traits frappans de reffemblance, que dans l'œuvre de la nutrition ; l'un & l'autre dans l'exercice de cette importante fonction font des êtres paffifs, qui reçoivent
également, par des canaux continus & correfpondans,
l'efpèce de lymphe qui leur eft propre. Cette action
fe confomme par l'impulfion du fuc nourricier, felon
une direction longitudinale, & par addition de parti-

cules qui rendent plus longue la fibre qui doit s'étendre, tandis que d'autres s'élargissent par leur introduction selon la ligne transversale dans le corps de la partie qui s'en remplit & s'engraisse ; ce qui devient immanquable par la dilatation des tuyaux & la multitude d'ouvertures qu'ils offrent au passage de ce suc dans les petites cellules placées entre ses fibres. Voilà donc deux voies faciles que la nature emploie pour la nutrition, & ce sont les seules qu'on puisse imaginer, qui remplissent le mieux l'institut du Créateur ; si l'on en trouve d'autres, on me fera beaucoup de plaisir d'avoir la complaisance de me les indiquer.

Nous avons fait voir dans le corps de ce Mémoire que les corps parenchymateux se formaient par la réception des globules sanguines, fibreuses & lymphatiques-gélatineuses, disposées dans des cellules proportionnées à leur volume ; que le foie, la rate, le pancréas, les reins, le cerveau, les testicules, &c. ne doivent leur formation, leur accroissement, leur conservation, qu'à ces fluides qui, dans leur principe, n'étaient qu'une lymphe glutineuse, ou, pour mieux m'exprimer, un *gluten principe*. Nous avons fait connoître que la circulation du sang, depuis le cœur jusqu'aux extrémités tant supérieures qu'inférieures, s'exécutait par deux mouvemens diamétralement opposés, celui de *diastole* & celui de *systole*, que les veines en étaient privées à l'exception de la veine-porte, des jugulaires, de la portion de la veine-cave la plus

proche

proche du cœur ; quant aux tuyaux lymphatiques destinés à la nutrition, ils n'ont point d'action dérivée du méchanisme de leur structure, ils sortent bien des vaisseaux sanguins, mais il n'entre dans le corps de leur substance aucune fibre musculaire, ils n'ont pas en conséquence reçu en partage la vertu irritable ; l'action du cœur & des artères qui se répandent dans tous les endroits où il y a des veines, le mouvement du sang dans ces derniers canaux suffiront donc pour déterminer le cours de la lymphe & rendre ses tuyaux exactement pleins, enforte que les molécules lymphatiques qui se sépareront des vaisseaux artériels & veineux pousseront dans tous les tuyaux de rencontre la lymphe dont ils sont remplis souvent outre-mesure, puisqu'une grande portion de ce liquide est obligée de se retirer dans les reins, dans les testicules, dans les cellules de la graisse, dans les interstices des fibres musculaires, dans les glandes de quelque espece qu'elles soient, sur-tout dans le cerveau & les testicules. Nous avons enfin exposé le tableau de la correspondance établie entre ces deux derniers organes pour accomplir l'œuvre de la génération, leur union avec la moëlle allongée, celle du dos, de l'épine pour répandre avec profusion le fluide nerveux à l'aide de leurs tuyaux particuliers qui se prolongent de même que les lymphatiques & les sanguins jusqu'aux extrémités du corps les plus éloignées : c'est pourquoi nous les appercevons atteindre la peau en général, le bout

des doigts, des orteils, &c. toutes parties en qui ré-
side l'organe du tact. Sondons actuellement, interrogeons la nature, examinons si au-delà de l'empire
connu de la circulation, il ne se trouverait pas d'autres productions que l'on a regardées jusqu'à présent
comme étrangères à ce méchanisme auquel nous rap-
portons l'exercice parfait de toutes les fonctions du
corps animal; & dans le cas où nous en découvririons,
il convient de chercher si leur vie, leur entretien,
leur accroissement, leur santé, leur décroissement,
leur destruction, viennent du même principe qui
anime & vivifie les autres parties; ou bien si leur
manière d'être est analogue à celle des plantes: question intéressante dont la solution dépend des vérités
fondamentales que nous avons produites & des observations journalières que le Physicien ne cesse de faire
en comparant l'un & l'autre règne.

PREMIÈRE OBSERVATION.

L'HOMME naît avec des cheveux, qui couvrent la
partie supérieure de sa tête. Lorsqu'il parvient à l'âge
de quatorze ou quinze ans, sa peau est parsemée de
poils, dont le nombre est beaucoup plus considérable
sous les aisselles, vers l'anus, & sur la partie du bassin
formée par la réunion des os pubis; une barbe fort
épaisse se fait voir sur son menton & sur ses lèvres,
tant supérieure qu'inférieure. Cette chévelure devient

plus forte, à mesure que l’on avance en âge; rarement
est-elle générale, excepté chez les peuples sauvages.

Seconde Observation.

Dans les animaux quadrupèdes le poil est déjà
venu au moment de la naissance; il est tout formé
dans le ventre de la mère, tel qu’il doit être, à la
couleur près, pendant le cours de la vie. Dans cette
classe il en est à qui il vient des cornes, corps durs,
qui, par le laps du tems, acquierront plus de solidité;
il en est d’autres dont le corps est entouré d’une toison
que l’on coupe tous les ans, qui sans cette opération
tomberait d’elle-même. Tous ces êtres vivans ont sous
leur peau un muscle qui règne dans toute son étendue, à qui l’on a donné le nom propre à sa situation.
On l’appelle muscle peaussier, qui distingue les animaux, de l’homme qui n’en a que sur une partie du
crâne. On s’apperçoit au soulèvement de la peau des
premiers, & au redressement des poils, que l’animal
est en colère, & disposé à se servir de ses défenses. Il
en est de même des oiseaux.

Troisième Observation.

Les volatils, animaux bipèdes, ont des plumes, des
griffes, un bec; les volatils infectes ont des aîles &
des manteaux qui les couvrent, comme les scarabés;

ou purement des aîles, comme les papillons. Ces parties leur tiennent lieu d'habits, d'armes, de moyens de manger & de maſtiquer les portions d'alimens les plus convenables à leur goût. Ils ont cet avantage par deſſus les quadrupèdes, d'habiter la région des airs ſans craindre la chûte déplorable de l'imprudent Icare & de *Pilâtre de Roſier*. Leur manière d'être, quoique différente de celle des autres animaux, ne reconnaît qu'un ſeul agent qui conduit la machine ; le cœur & les vaiſſeaux, tant artériels que veineux, comme dans les animaux terreſtres.

QUATRIÈME OBSERVATION.

Nous avons d'autres animaux, dont la ſuperficie du corps eſt remarquable par des écailles rangées avec ordre & ſymétrie ; la nature les a diſpoſés de cette façon, pour les rendre plus agiles dans l'élément ſouple & mouvant qu'ils habitent ; elle a répandu ſur toute l'habitude de leur corps flexible une huile glutineuſe, afin que l'eau ne puiſſe pas les pénétrer facilement, pour conſerver la fermeté de leur chair, & favoriſer la natation rendue beaucoup plus aiſée par des nageoires & des veſſies, qui tiennent lieu de poumon aux habitans des eaux. L'anguille, réptile aquatique, n'a pas cet avantage ; ſa chair eſt plus molle que celle des ſerpens, parce que rien ne couvre ſa peau.

Cinquième Observation.

Nous avons, dans le règne animal, d'autres espèces qui portent une écaille, même plusieurs, relativement au nombre de parties qui les composent, ensorte qu'il n'en est aucune qui ne soit revêtue de son étui, enveloppe épaisse dont ces individus se débarrassent, pour laisser place à une membrane qui prend ensuite la consistance de l'écaille dont ils se sont dépouillés. A leur exemple, nous voyons les oiseaux, les moutons quitter leurs vieux vêtemens, se parer de nouveaux plus riches & plus brillans. Ce privilège est commun avec les quadrupèdes dont le poil tombe, pour être remplacé par un moderne qui, d'année à autre, devient plus beau, jusqu'au tems où la vieillesse l'oblige de ne plus recevoir de nourriture. Pour ce qui regarde l'homme, le poil ne lui vient jamais que dans les places que la nature a choisies dans tous les adultes, excepté les cheveux. Si quelqu'une d'elles en est par hasard privée, c'est une place désho-norée; c'est une exception remarquable, qui néan-moins n'influe pas sur la santé d'une manière connue.

Sixième Observation.

Quelques insectes & reptiles se débarrassent annuellement de leur peau; les serpens, les anguilles,

les écreviffes, les chenilles, les vers à foie, &c. abandonnent la leur. Ces derniers, métamorphofés en
chryfalides, leur dépouille devient un fonds de commerce & de richeffes ; leur changement de reptile
en volatile eft furprenant, & ne peut s'expliquer par
les lumieres de la raifon.

C o r o l l a i r e.

Le Créateur de tous les êtres a donc donné à chaque claffe d'animaux une forme de parties, une manière d'être & de fe gouverner, dans lefquelles nous
admirons plus l'étendue de fa puiffance immenfe,
qui fe fait reconnaître dans l'animal le plus petit,
qu'il ne nous eft poffible de pénétrer fes fecrets. Tout
ce qui refpire, eft dans l'ordre de la nature un phénomène fupérieur à notre faible raifon : c'eft par comparaifon que nous pouvons juger des diftances de
l'organifation de l'un à l'autre, & que nous nous
mettons en état d'expliquer le méchanifme de leur
nutrition, relatif aux produits qui en réfultent.

Si nous voulons donc comparer le jeu des folides
& des fluides, qui donnent naiffance aux cheveux, à
la barbe, au poil, aux dents, aux ongles & orteils,
à l'épiderme, aux cornes, aux plumes, aux écailles,
aux baguettes aiguës des porcs-épics, aux bois de
cerfs, aux épines des hériffons, aux coquilles des
limaçons, des poiffons de mer, aux becs & griffes des

oifeaux, toutes parties que l'on croirait adjacentes au corps animal, & ne former avec lui que des portions précaires fort inutiles ; nous affurerons, autant que les bornes de nos lumières nous le permettent, que tout ce grand travail eft opéré par une feule puiffance, aidée par l'attraction, je veux dire, par l'action du cœur & des artères, mouvement alternatif, involontaire, qui n'eft autre chofe que celui d'irritabilité, entretenu par la chaleur inteftine, éteint par le défaut de chaleur, tant intérieure qu'extérieure. Je me flatte de démontrer cette fublime vérité par les propofitions fuivantes, & les inductions que j'en tirerai.

PREMIÈRE PROPOSITION.

IL eft de toute évidence que la force de l'homme eft en raifon de celle de la circulation & de la confiftance du fang plus ou moins grande : le paifan, le loup, le fanglier, la vipère, & tous les animaux féroces, comparés au citadin, au cheval, au chien, au mouton, & autre animal domeftique, en font des exemples frappans.

IIe. PROPOSITION.

PLUS la circulation du fang eft vive, plus il y a de chaleur, plus auffi les parties qui compofent le corps de l'animal, font portées à s'étendre. Les enfans, délicats jufqu'à leur adolefcence, croiffent de bonne heure, parce que la vivacité de leur circulation eft en raifon de leur délicateffe ; ils ne deviennent gras qu'après l'époque terminée de leur accroiffement ; la nutrition fe fait en eux felon la ligne perpendiculaire, tandis qu'elle fe fait par la fuite felon la ligne tranf-verfale.

IIIᵉ. Proposition.

Plus la chaleur répandue dans l'athmofphère eft confidérable, plus l'impreffion de l'air fur le corps animal eft puiffante, deux forces fe trouvent alors réunies, celle du centre vers la circonférence, & celle de l'air qui, par la raréfaction, ouvre & dilate les cellules graiffeufes, attire avec une promptitude prefque fenfible les molécules limphatyques au dehors, fait croître les cheveux, les fourcils, le poil, donne naiffance à la barbe dans l'homme adulte, en facilitant le cours de l'humeur fpermatique, & cérébrale vers les glandes perfemées fous la peau du menton ; or, la force centrale eft l'irritabilité, & la force ambiante athmofphérique eft l'attraction, puiffance auffi remarquable dans l'animal que dans le végétal & le minéral, elle eft même portée dans le premier à un degré plus éminent, puifque l'attraction fe fait en lui, non-feulement par cette propenfion qu'ont tous les corps en général pour fe réunir, mais encore par l'influence de la matière électrique fur les parties fer-

rugineufes renfermées dans le fang, comme principe
effentiel, auquel j'attribue la grande fluidité de cette
liqueur principale, fa couleur, la différence que nous
obfervons dans la peau de la plupart des peuples
qui couvrent notre globe & les effets merveilleux de
ce magnétifme qui vient de jouer un fi grand rôle,
que le charlatanifme & l'ignorance viennent d'accré-
diter, parce que l'idée d'une fortune éclatante faite
aux dépens des gens fimples, & le défaut de connaiffance du principe fur lequel portaient ces opérations
prétendues miraculeufes, ont formé cette illufion
optique dont je me fuis amufé depuis trois ans.

IVe. PROPOSITION.

Si la chaleur & l'attraction s'entretiennent perpétuellement dans les plantes tant intérieurement qu'extérieurement, leur force nourricière & productrice
équivaudra aux deux puiffances combinées que nous
remarquons dans l'animal.

Ve. PROPOSITION.

L'ATTRACTION s'opère en raifon de la chaleur
que fournit la terre échauffée par le foleil ou la chaleur athmofphérique; en conféquence le fuc de la
terre agité par la matière fubtile, pénètrera, montera
dans les vaiffeaux du végétal, les parcourera, tandis

que les rayons du soleil sur-tout en printems & en été, l'attireront vers les extrêmités de la feuille & des branches; en automne & sur-tout en hiver l'attraction devient des plus tardive, elle paraît même anéantie, la terre est comme enchaînée par les matières nitreuses & glaciales qui s'emparent de son corps, le soleil darde des rayons très-faibles, alors l'attraction se fait de la circonférence au centre; les sucs terrestres seront donc très - difficilement attirés vers les extrêmités des branches, c'est-à-dire à la naissance des feuilles, ce qui détermine les Jardiniers, les Fleuristes, les Botanistes, à couvrir de fumier & de paillasses des petits arbres d'un tempéramment tendre & délicat, & des plantes venues des pays méridionaux, dont la conservation est des plus précieuse, à ne les découvrir que vers le milieu du printems; la nouvelle saison unie à la matière ignée renfermée dans le centre de la terre, saura mettre à profit cette attraction si puissante, dont dépend l'œuvre de la végétation.

VIe. Proposition.

Dans l'homme comme dans le végétal l'attraction se fait en raison contraire & proportionnelle à celle qu'on observe au printems & dans l'été, relativement à l'inconstance des tems qui règle le plus ou le moins.

C O R O L L A I R E.

L'IRRITABILITÉ & l'attraction magnétique font donc dans l'homme & les animaux la force à qui nous devons la naiſſance des cheveux, des poils, de la barbe, des cornes, des orteils, des ongles, &c. comme le mouvement inteſtin de la terre & l'attraction athmoſphérique forment la force qui développe les plantes, les nourrit, les fait croître en tems & lieux convenables.

Ces principes puiſés dans la nature, s'appliquent très-facilement à chaque individu des deux règnes, en faveur deſquels la nutrition s'exécute d'une manière plus ſenſible; nous voyons l'homme naître avec des cheveux qui couvrent ſa tète, partie eſſentielle ſur qui l'athmoſphère de l'air doit agir avec plus de puiſſance, dont l'enveloppe extérieure ſert de réſervoir aux humeurs lymphatiques, dont l'énorme volume aurait inondé, comprimé, fatigué les organes que renferme la boîte oſſeuſe; la tète devait d'ailleurs reſter à découvert, toujours élevée vers le ciel, dont la beauté a de tout tems fixé l'attention des plus inſoucians, que les plus grands Philoſophes n'ont ceſſé d'admirer, de contempler, d'étudier par ſes rapports avec la terre; les animaux ont au contraire la tète penchée & le corps couvert de poils, de plumes, d'épines, pour être plus à portée de se procurer les aliments convenables à leur constitution, & se défendre contre les injures de l'air; ils n'ont pas, comme l'homme, la raison en partage; il a donc fallu que la nature suppléât en bonne mère à ce défaut, c'est pourquoi l'animal naît tout vêtu dans le tems propre à soutenir son existence, ou bien les mères ont soin de conserver leurs enfans par leur industrie. L'attention du créateur ne s'étant pas bornée à la production d'une seule espèce de brutes, mais s'étant étendue à celle d'une infinité, c'est-à-dire, d'un nombre qui n'est pas encore déterminé, il a donné à chacune d'elles des qualités particulières, un génie, un instinct qui la distinguent de toute autre, il a accordé aux uns la force, la férocité, la liberté qui les mettent à couvert des dangers, & les rendent redoutables aux plus faibles; il a muni d'autres de machines propres à s'opposer vigoureusement aux entreprises de leurs ennemis, ou bien à se mettre à l'abri de leurs insultes. On en voit qui logent dans les airs, sur lesquels les quadrupèdes n'ont aucun pouvoir, d'autres habitent les eaux, toujours en guerre avec leurs semblables; un certain nombre logent dans la terre, ne sont recherchés que quand ils se reposent à l'air ou qu'on les découvre dans leurs retraites; en conséquence, quelques animaux portent des cornes sur la tête, leurs pieds sont munis d'un ou de deux sabots de cornes, tels que les taureaux, les bœufs, les vaches, les cerfs, les chèvres, les boucs, les beliers, les chameaux, les chevaux, les rennes, les ânes, lès mulets, les fangliers, le cochon, la brebis, &c. ; nous en remarquons qui fe défendent avec la dent & la griffe, le lion, le léopard, le tygre, le loup, la panthère, le chien, le chat, la belette, le fouin, le renard; tous fe préfentent avec ces armes déchirantes, offenfives & défenfives, & deviennent la terreur d'animaux faibles qui leur fervent de pâture. Parmi les oifeaux, il en eft de carnaciers dont le bec & les griffes mettent en pièces ceux de la gente volatile qui n'ont pas reçu la force en partage & qui manquent d'induftrie pour éviter leur fureur; d'autres animaux ont des moyens naturels qui mettent leur vie en fûreté, tels font les hériffons, les porcs-épics, les écreviffes, les efcargots, les cétacés & les cruftacés ; quant à ce qui regarde les poiffons, ils fe mangent les uns les autres à l'aide de dents aiguës dont leurs mâchoires font garnies; on en connaît qui vivent de chair humaine , les requins & autres monftres marins en fourniffent des exemples familiers. Examinons maintenant par quel méchanifme fe forment toutes ces portions, qui femblent être parfaitement étrangères à l'empire de la circulation, & pouffent dans des endroits où l'on penferait qu'il n'y a point de vaiffeaux; interrogeons la nature par des faits, la route eft fûre , elle ne peut nous tromper.

I.

L'homme vient au monde avec poils & ongles;
la tête & les extrémités en sont munies relativement
à la petitesse du corps, ils s'accroissent par degrés;
à l'âge de douze ou quatorze ans, les ongles sont
parvenus à la grandeur qu'ils conserveront toute la
vie; à cette époque il sort des différentes parties du
corps des poils fins qui prennent par suite plus de
consistance; la seule différence remarquable dans les
deux sexes, est que le mâle a de la barbe, que la
femelle n'en a point : nous avons donné dans le cours
de ce Mémoire la raison de cette exception que
nous avons tirée de la correspondance que l'on observe
entre la liqueur séminale de l'homme & son cerveau
dont dépend la force du corps; la femme a bien
une semence, des testicules, mais ils ne sont utiles
qu'aux parties de la génération, favorablement abreuvées par cette liqueur qui donne au lait la qualité
nécessaire à la nourriture de l'enfant, elle n'a pas
la même consistance ni cette blancheur, qui fait le
caractère de la semence de l'homme; de là vient
que les femmes sont plus faibles, & que le tissu de
leurs parties est plus fin & plus délicat.

I I.

DANS tous les autres animaux, le mâle a plus de

force que la femelle , les quadrupèdes font généralement couverts de poils en fortant du ventre de
leurs mères, les oifeaux fortis de la coquille de l'œuf
fe montrent avec des plumes faibles mêlées d'un
duvet qui doit en former de nouvelles , le poiffon
développé eft couvert de petites écailles, les cétacés ,
les cruftacés font enveloppés de tendres coquilles
fortement adhérentes au corps.

I I I.

L'HOMME eft le plus tardif de tous les animaux,
une partie de fa vie fe paffe , fans cette aptitude de
l'œuvre de la génération qui fe fait connaître fi vîte
dans les brutes, fa raifon ne fe développe qu'après
quelques années.

I V.

Tous les animaux ont une épiderme dès leur
naiffance, elle eft plus remarquable dans l'homme ,
fortement adhérente à la peau dans tous fes points ,
elle eft infenfible & fe détache quelquefois , fur-tout
dans le cas de maladies cutanées , comme éréfipèles ,
fièvres fcarlatines, malignes, putrides, &c., & dans
les maladies chroniques.

V.

DANS l'Afrique, cette partie du monde, où le
foleil darde avec plus de vivacité fes rayons, où

les terres font fabloneufes & prefqu'arides, il naît une prodigieufe multitude d'hommes que l'on s'imaginerait par rapport à leur couleur être différens des autres peuples, ils font tous noirs, leur peau eft huileufe, leur chevelure eft une toifon noire femblable à celle des moutons, des brebis, toujours frifée, bornée de manière à ne pas s'étendre comme celle des Européens, des Afiatiques, on en remarque une efpèce pareille dans l'Amérique Méridionale, on ne peut attribuer cette différence de couleur qu'à celle du climat plus brûlant que tout autre ; les Afiatiques fur lefquels le foleil ne fait pas une fi forte impreffion, font jaunes, bafanés, la teinte de leur peau ne va pas jufqu'à la couleur noire, les couches jaunes diminuent à mefure que l'on s'approche de l'Europe, où la blancheur du vifage fe manifefte dans tout fon éclat, excepté chez les peuples du midi & chez les Orientaux.

V I.

LE poil, les fabots cornus, les épines des hériffons, les baguettes des porcs-épics, fe font formés dans le ventre de leur mère, tandis que les cornes, les bois de cerf ne pouffent que quelques mois après la naiffance des animaux qui, par nature, doivent les porter ; l'époque de la pouffe eft à-peu-près fixée au tems où ils deviennent propres à l'œuvre de la génération.

VII.

VII.

Les dents de l'homme viennent difficilement, es premières laiteufes font ordinairement place à de fecondes, il n'en eft pas de même chez les brutes, ces offelets paraiffent fitôt après la naiffance; il en eft de même du bec des oifeaux.

COROLLAIRE PREMIER.

Il fuit de là que l'homme naiffant eft prefque le plus faible de tous les animaux, en conféquence la circulation de fon fang eft la moins vive & la moins confiftante, il refte pour fe former neuf mois dans la matrice; tout en lui fe développe fort lentement, il en eft par proportion de même de ceux des animaux qui ont logé long-tems dans le ventre de leur mère, leur éducation eft plus ou moins difficile, relativement au plus ou moins de promptitude de leur naiffance.

COROLLAIRE II.

Il eft de toute évidence, d'après les faits, qu'il y a une correfpondance intime & non interrompue entre le fang & la lymphe, la première liqueur fe porte avec une extrême promptitude dans tous les endroits où elle peut pénétrer, fur-tout dans toutes les artères & les veines, la feconde s'introduit dans fes tuyaux particuliers, tellement liés avec les fanguins,

Tom. II.   P

qu'ils la reçoivent immédiatement d'eux avec profu-
fion, puifqu'ils font obligés de fe débarraffer d'une
grande portion de fa maffe, par les fueurs, l'infenfible tranfpiration, la voie des urines, & par d'autres
canaux qui font ou des réfervoirs, ou des cellules, ou
des parties du corps qu'on regarde mal - à - propos
comme inutiles & précaire, d'après les faits & les
principes que nous avons pofès ; il ne nous refte plus
qu'à conftruire l'édifice de notre fyftême fur le déve-
oppement, la nutrition des cheveux, des poils, de l'é-
piderme, des cornes &c., & de prouver que deux forces
communes confomment toutes ces belles opérations.

Les vaiffeaux lymphatiques étant par eux-mêmes
fans action mufculaire, ils ne doivent recevoir de
mouvement que de la force du fang, c'eft-à-dire,
du cœur, des artères & des mufcles, ou fi cette
force leur était refufée, entièrement femblables aux
plantes, la lymphe n'aurait dans eux d'autre action
que celle qui leur ferait communiquée par l'atmofphère & par une attraction du centre à la circonférence ; mais nous voyons que ce moyen n'eft pas le
feul qu'employe l'auteur de la nature, nous avons remarqué que l'action du grand vaiffeau rempliffait de
lait tous les vaiffeaux du méfentère, nous avons obfervé une correfpondance entre les vaiffeaux utérins &
les mammaires ; nous n'avons pas négligé de faire connaître celle qui eft établie entre les tefticules & le
cerveau, tant pour la perfection de l'œuvre de la géné-

ration, que pour celle du fluide nerveux, comme contribuant à la force du corps, aux opérations de l'esprit, à la production de la barbe, &c. Nous avons enfin fait connaître que les tuyaux lymphatiques étaient une continuation des sanguins ; ce qu'on ne saurait révoquer en doute dans le cours des maladies où le sang se fait passage dans ses canaux & même jusqu'au bout des cheveux, comme dans le *plicapolonum :* dans les fièvres pourpreuses, malignes, putrides, dans des maladies chroniques de certains caractères, ne voyons-nous pas les cheveux se détacher & tomber, faute de suc nourricier qui abreuve les glandes dans lesquels ils sont implantés ? l'expérience ne nous apprend-elle pas aussi que ces substances repoussent, reprennent leur consistance naturelle & s'allongent lorsque les forces reviennent & que le corps acquiert un nouvel embonpoint ? L'histoire nous apprend que des hommes condamnés à mort ont vu leur chevelure changer tout-à-coup de noir en blanc, ce qui prouve que le sang avoit pénétré dans la substance des cheveux, ou du moins la portion ferrugineuse qui compose ce fluide & qui donne aux cheveux la couleur brune ou noire, que ce changement subit s'est opéré par un resserrement spontané dans tout le système vasculeux, resserrement capable de s'opposer au mouvement du sang du cœur aux extrêmités de sa domination, action contraire, mais effet naturel de l'attraction magnétique de la circonférence au centre ; nous avons journellement devant les yeux l'exemple des vieillards qui perdent leurs cheveux, faute de ſuc nourricier ; rarement l'homme parvient-il à l'âge de ſoixante ans, ſans en voir changer la couleur du noir au blanc ; la chevelure eſt variée relativement à différens ſujets, les uns l'ont blonde, c'eſt la lymphe ſeule qui a pénétré dans ces canaux fins, quoique fermes, ne pouvant être arrachés ſans bleſſer la peau & ſans effuſion de ſang ; les autres l'ont rouſſes, alors la bile mêlée avec la lymphe joue un rôle principal ; d'autres enfin l'ont plus ou moins brunes, relativement à la qualité du fluide qui s'y eſt introduit, plus ou moins chargé de particules ſanguines & ferrugineuſes. Ces vérités reçoivent un nouveau degré de clarté par l'obſervation faite ſur une Négreſſe dont il eſt parlé dans les papiers publics : elle vit à Saltpons, dans la Jamaïque, eſt âgée de 120 ans, la laine qui couvre ſa tête eſt blanche comme la neige.

Tous ces faits que je viens de rapporter démontrent aux moins clair-voyans, qu'il exiſte dans tous animaux un mouvement qui porte les liqueurs du centre à la circonférence tant que la force des ſolides eſt ſuffiſante & aſſez énergique pour aller juſqu'aux retraites les plus éloignées, telles que l'épiderme, les cheveux, les cornes ; que cette action gagne & devient beaucoup plus conſidérable par l'influence de la matière ignée électrique, répandue dans l'atmoſphère,

ſi puiſſante ſur les habitans de la Mauritanie , la Né-
gritie , l'Abiſſinie & autres peuples de l'Afrique , dans
eux le ſang & le fer tiennent la place de la lymphe qui
répand une blancheur éclatante ſur la phyſionomie des
Européens , auſſi leur chevelure eſt courte , reſſem-
blante à de la laine , eſt friſée par le manquement de
lymphe dans les canaux capillaires , liqueur qui produit cette extenſion que l'on admire dans beaucoup
de jeunes gens.

Il n'eſt pas moins démontré que le froid rigoureux ,
la faibleſſe des ſolides , les occupations d'eſprit , les
méditations trop long-tems continuées ſur des matières abſtraites , les chagrins vifs , cuiſans , inat-
tendus , les jeûnes trop longs , les fatigues trop long-
tems ſoutenues ſans un repos proportionné , les maladies aiguës & chroniques , l'abus des remèdes ,
&c. , ſont autant de moyens qui concentrent la
chaleur , rappellent les liqueurs de la circonférence
au centre.

Ces deux actions oppoſées que l'on ne peut con-
teſter , & qui ſeront avouées par le plus entêté des
incrédules , démontrent d'une manière victorieuſe la
correſpondance du cœur , des artères , des veines ,
avec les vaiſſeaux lymphatiques , & le prolongement
de ceux-ci juſques dans les ſubſtances qu'on croirait
n'être point ſujettes à l'empire de la circulation ,
c'eſt-à-dire , placées au-delà des vaiſſeaux; par elles
on explique non-ſeulement les phénomènes de la

circulation du sang dans toutes les parties qu'il arrose, qu'il vivifie, qu'il anime; mais encore ceux qu'offrent les secrétions des différentes humeurs dans les organes & les vaisseaux qui leur sont propres; nous savons en conséquence que la lymphe se sépare du sang & remplit ses tuyaux de la même manière que les autres liqueurs, pour les opérations qui leur sont particulières; jusques-là nous ne voyons qu'un seul principe, qu'un seul acteur qui détermine les mouvemens des liqueurs; c'est cette puissance innée dans la fibre musculaire, & qu'elle seule possede exclusivement à tout autre que nous avons appelé dans le cours de nos Mémoires *Irritabilité*, si célébrée par Haller & ses partisans; mais lorsqu'il est question de rechercher si cette lymphe est la mère nourrice du corps, par quel méchanisme elle opère la nutrition dont dépendent la force & l'agrandissement de toutes ses parties, si sa domination s'étend jusqu'aux retraites les plus éloignées de cette machine hydraulique; l'irritabilité ne sera plus considérée comme cause immédiate de ce nouveau chef-d'œuvre de la nature; nous aurons recours à cette attraction naturelle, si vantée par Newton, si savamment développée par ce grand homme, qui détermine les corps à se réunir les uns aux autres, & sur-tout à ceux avec lesquels ils ont plus d'analogie; c'est pourquoi, si la lymphe est nécessaire au sang pour le rafraîchir, le rendre plus fluide & soutenir sa masse, elle s'empresse à l'aide des

mouvemens fiftoliques & diaftoliques des artères de
fe porter dans les endroits de fa deftination , c'eft-à-
dire, dans les vaiffeaux lymphatiques ; ces canaux fe
répandent par-tout , parce qu'il n'eft aucune portion
de la machine qui ne doive être nourrie, agrandie,
fortifiée ; nous avons clairement fait voir dans le
cours de ce Mémoire que ce but était pleinement
rempli par les particules gélatineufes de la lymphe ,
qui fe plaçaient , fe logeaient, foit dans une direction longitudinale , foit felon la ligne tranfverfale,
& pénétraient dans des cellules où elles fe fixaient pour
former corps ; c'eft ce que nous connaiffons fous le
nom de graiffe que l'on voit communément fous la
peau dans les perfonnes pléthoriques & d'une louable
conftitution , tout cela s'exécute encore par le mouvement d'irritabilité du cœur , des vaiffeaux , des
mufcles , par la chaleur intérieure qui détermine le
cours de la lymphe vers tous les points de la circonférence du corps animal , en raifon du degré de fon
extenfion , elle eft quelquefois fi grande, que dans le
tems même du repos la lymphe fe fait jour à travers
les pores de la peau , organe de l'infenfible tranfpiration ; fon volume eft fouvent fi confidérable qu'elle
mouille les draps du lit & fes matelats ; on ne peut
certainement attribuer cet événement qu'à l'action
des vaiffeaux fanguins qui agiffant avec la force la plus
vive fur les lymphatiques , obligent ceux-ci à fe débarraffer d'un fluide trop abondant , qui gênerait par

son séjour les fonctions de l'économie animale. Nous appellons ce bain *sueur* qu'il ne faut point supprimer ni diminuer, en changeant trop-tôt de linges, en s'exposant à l'air froid ; il surviendrait des maladies fâcheuses qu'un peu de patience éviterait : voilà donc le règne des vaisseaux lymphatiques établi jusqu'à la circonférence du corps ; voilà le mouvement d'irritabilité qui ne reconnaît d'autre bornes que celles de la lymphe ; c'est donc à cette action que l'on doit rapporter les différentes crises qui surviennent dans les maladies aiguës & dans quelques chroniques, soit qu'elles soient imparfaites, soit qu'elles soient parfaites.

Maintenant que nous sommes assurés que le système vasculeux, sanguin & lymphatique forme une chaîne suivie, que le jeu de leurs liqueurs dépend d'un seul principe, soutenu par le plus ou le moins de chaleur, il nous est fort facile d'établir que la naissance de l'épiderme des cheveux, des ongles, des dents, des cornes, vient de la lymphe. La nature s'est servi de cette liqueur pour la formation de toutes les parties de l'animal. L'ouverture d'un nombre infini de femelles sacrifiées à notre curiosité, nous a démontré que les fœtus qu'elles portaient, n'étaient qu'un composé de mucus plus ou moins épais, relativement aux parties & aux organes de différente structure, qui devaient se trouver fabriqués au moment de la naissance. Les glandes subcutanées, d'où fortent les poils, ne reconnaiffent point d'autre auteur de leur production, de leur entretien, de leur aggrandiffement. Les poils, les cheveux, viennent donc dans une fource commune, dans des réfervoirs de lymphe, qui ne font avec la peau qu'un feul & même individu. La peau, cette enveloppe générale du corps, eft donc l'organe où font répandues ces petites glandes, ces oignons d'où fortent les poils & les cheveux. Nous avons vu que les vaiffeaux lymphatiques non-feulement y abordaient, mais répandaient leur liqueur à travers les pores de la peau. Nous ne pouvons donc plus douter que les cheveux ne doivent leur création à la lymphe, & par conféquent à la vertu irritable de la fibre mufculaire, qui la pouffe vers ces petites retraites fi multipliées. L'épiderme ne méconnaîtra pas non plus cette productrice fi généreufe de tous nos folides; fon éloignement du centre du mouvement commun l'exclura-t-il d'un privilège fi glorieux? Il eft vrai que dans bien des circonftances cette membrane commune fe détache, fe reproduit; mais c'eft toujours dans des états contre nature. L'homme fain qui s'amuferoit à détacher fon épiderme par lui-même infenfible, en feroit puni par la douleur que ferait naître la peau découverte, & dépouillée de fon manteau contre les injures de l'air. D'ailleurs, quand on fe donne la peine de l'examiner, on la voit compofée de fibres fines, d'un tiffu admirable, trouée comme les feuilles d'*hiperi-*

cum. Ce n'est pas simplement un amas de lymphe épaissie par l'air, & comme un excrément du corps, ainsi que l'ont prétendu quelques physiologistes; c'est une vraie membrane nourrie & entretenue par la lymphe, comme les autres membranes. Si quelquefois elle se sépare du corps, c'est parce que les sucs lymphatiques n'y abordent plus. Alors elle éprouve le sort des feuilles de l'arbre, qui ne sont néanmoins avec lui qu'un seul corps.

Si les poils, les cheveux, l'épiderme, sont produits, nourris, entretenus par la lymphe, leur accroissement dépendra aussi du plus ou moins d'abondance, & de la qualité de cette mère nourricière : par malheur si la force des solides contractiles vient à diminuer, au point de ne plus permettre à la lymphe de couler vers l'épiderme, cette membrane ne sera plus nourrie ; elle pourra se détacher à la moindre maladie : si les glandes qui recèlent les cheveux n'en sont plus abreuvées, alors le sang ne pénétrera plus, ainsi que la lymphe, dans les tuyaux capillaires ; la chevelure se changera de noir en blanc, ou par gradation ou tout-à-coup ; la rousse deviendra aussi blanche, la blonde éprouvera le même sort ; mais bien plus vîte, attendu que ces deux couleurs se soutiennent moins de tems que la noire ; il arrivera de plus que la sécheresse, l'aridité de son tissu occasionneront sa chûte dans le cours de la vieillesse, tandis que dans l'enfance & dans la jeunesse, la coupe réitérée que l'on en fait, donne lieu à des reproductions de chevelure, beaucoup plus belle, mieux nourrie, qui détergent la tête, & généralement la masse du sang, d'un trop grand volume de lymphe qui gênerait leurs opérations. Nous conseillons souvent cette coupe, qui devient l'époque de la guérison de plusieurs maladies cutanées, & de la tête, que les remèdes les mieux choisis ne viendraient pas à bout de dissiper.

Si la lymphe, plus ou moins abondante, fait nourrir & pousser les cheveux, il ne faudroit pas s'imaginer que la force contractile de la fibre musculaire fût le seul agent dans ce beau travail; tout au plus pourrait-on le supposer dans les animaux, dont la peau munie d'un muscle se met en action, au point d'hérisser tous les poils : mais, dans l'homme, si vous exceptez la peau de la tête, le surplus de cette enveloppe paraît sans action. Il faut donc un autre agent qui attire le sang & la lymphe vers les glandes de la peau. Nous le découvrons aisément dans l'influence de l'air atmosphérique, plus ou moins chargé de matière électrique, ou de globules ignées, mises en action par le soleil. C'est lui qui dans les différens tems de l'année agit si puissamment sur tous les corps, excite ou retarde la transpiration insensible, condense, ou raréfie les liqueurs, resserre ou relâche les solides. C'est lui qui agite le sang, au point de lui faire passer les bornes de la circulation ordinaire, remplir les tuyaux lymphatiques & capillaires, déterminer dans

eux une tranſpiration huileuſe, humide, que la poudre abſorbe, & faire croître la chevelure. C'eſt lui
qui!, dans l'automne & l'hiver, criſpe tellement la
peau par l'abſence de la matière ignée, qu'il ſtimule
de la manière la plus déſagréable chaque point de la
peau, juſqu'à cauſer dans les muſcles des mouvemens
convulſifs, que fait éclipſer la chaleur de nos foyers,
des poëles ; celle que procurent les exercices violens,
le lit, la vapeur d'eau tiède ; & le ſoleil, qui donne
aux pauvres une chaleur qu'ils ne peuvent obtenir
par argent. C'eſt pourquoi ſi l'irritabilité, devenue
beaucoup plus grande par la chaleur de l'air atmoſphérique, porte le ſang & la lymphe, du centre de la
circulation aux extrêmités les plus éloignées du corps,
cette même irritabilité, reſtreinte dans des limites
plus étroites, loin d'exercer ſon pouvoir ſur la circonférence, ne s'acquitte plus des fonctions de ſon
miniſtère, que ſur le ſyſtême vaſculeux. La chaleur
alors ſera concentrée, malgré les efforts que fait la
nature pour vaincre de ſi fortes réſiſtances. Nous ne
ferons donc pas étonnés d'obſerver que la moitié de
l'année ſe paſſe dans deux exercices diamétralement
oppoſés, relativement aux qualités de l'atmoſphère,
c'eſt-à-dire, à porter le ſang & la lymphe du centre
à la circonférence, & à les repouſſer de la circonférence au centre. En conſéquence, l'épiderme, les
cheveux, les ongles, les cornes, &c. pouſſeront plus
volontiers au printems, dans l'été, que dans l'au-

tomne & l'hiver. Nous ne ferons pas non plus furpris de voir que les crifes cutanées fe déclarent plus
difficilement dans les faifons froides, que dans celles
qui font chaudes. Auffi Sanctorius avait judicieufe-
ment remarqué qu'en été & au printems, les évacuations infenfibles étaient beaucoup plus abondantes
que les fenfibles, & *vice versâ* dans l'automne &
l'hiver, en raifon proportionnée du degré de froid
qu'on ne peut combattre que par les moyens ci-deffus
indiqués.

Pour ne laiffer rien à defirer dans la matière que
nous traitons, il eft expédient de faire connaître pourquoi les poils des animaux, leur peau, leurs écailles
tombent & fe renouvellent. Cela vient précifément
de la grande chaleur intérieure & du grand mouvement d'irritabilité, qui portent la lymphe dans
toute la circonférence en trop grande abondance. En
conféquence, il furvient de nouveaux poils, une nouvelle toifon, une nouvelle peau, une nouvelle coquille, au lieu & place de l'ancienne, c'eft un habit
neuf dont la nature fait préfent, afin de décharger
le corps d'une abondance de lymphe dont il ferait
furchargé. Cette lymphe, venue directement du fang,
agit fur la circonférence du corps animal, par les
moyens ci-deffus indiqués, dans la faifon de l'été,
où la maffe du fang eft plus en effervefcence. Ce qui
ne s'obferve pas en hiver, ennemi de toute végétation,
& qui ne laiffe à l'animal que ce qui convient pour

le foutenir. L'homme, par fon induſtrie, fait parer à tous ces inconvéniens : en conféquence, il n'eſt point aſſervi à tous ces changemens. D'un autre côté, le Créateur a voulu diſtinguer l'homme des autres animaux, quoiqu'il l'ait aſſujetti à toutes les maladies qui réfulteraient des variations de l'air, en lui accordant le bénéfice qu'il en pourrait retirer en faveur de fa fanté.

Nous avons dit que les poils, les cheveux, l'épiderme venaient du cours de la lymphe dans les tuyaux dont ils font compofés ; que la chevelure partait d'oignons glanduleux ; que la couleur des cheveux était différenciée felon que la lymphe, ou la bile, ou le fang uni à la partie ferrugineufe, prédominait ; que leur accroiſſement était relatif au degré de la vertu irritable de la fibre mufculaire, combinée avec l'action de l'air atmofphérique. Nous dirons la même chofe des ongles, des cornes, des baguettes des porcs-épics, des épines des hériſſons ; ils font produits par la lymphe, qui fe rend dans les endroits où ces corps pouſſent, par des canaux qui font en perpétuelle correfpondance avec les fanguins. Les cornes ne font qu'un prolongement du corps de l'os, qui croît, comme les autres portions de la machine animale. Il ne fe fait pas plus de dépenfe de la part de la nature, qu'il ne s'en fait pour les os & les vifcères parenchymateux. Nous coupons nos ongles, ils repouſſent ; nous en obfervons même qui imitent la corne de bélier, qui ne reconnaissent point d'autres moyens, d'autre cause de leur formation, de leur nourriture, de leur accroissement; ils naissent dans le ventre de la mère, de même que les sabots des chevaux, des rennes, le pied fendu des veaux, des agneaux, des cochons, les griffes des quadrupèdes, les plumes, le bec & les serres des oiseaux. L'on remarque que dans les chevaux on enlève une partie de leurs sabots, qu'elle revient presqu'aussi-tôt, que dans certaines maladies on les dessole, que leurs sabots renaissent à-peu-près comme les cheveux dans l'homme, & les poils dans les quadrupèdes.

Toutes ces opérations s'exécutent parfaitement avec la plus grande promptitude; tout a été prévu de la part de l'Auteur de si grandes merveilles; le tout selon l'usage indispensable attaché à l'espèce & selon les vues de la divine Providence. Toutes ces parties, que l'on croiroit étrangères au corps, ne font avec lui qu'un seul & même tout, un seul & même individu. Si quelques-unes d'elles échappent d'après les desseins les plus sublimes, elles sont remplacées par de nouvelles, si vous exceptez les cornes, quand elles ont acquis leur grandeur; si l'on vient à les couper, elles ne reviennent plus dans leur premier état, parce que ces corps sont trop durs. Il n'en est pas d'elles comme du tronc d'un arbre, qui donne à côté de nouvelles pousses.

Que l'on demande maintenant si l'épiderme, les

poils, les cheveux, les cornes, les épines des hériſſons, les baguettes des porcs-épics, viennent, croiſſent, s'entretiennent, décroiſſent, meurent par des moyens analogues à ceux de la végétation des plantes, nous répondrons que les caractères de reſſemblance, que nous avons rapportés dans le cours de ce Mémoire, ne font pas balancer entre l'affirmative & la négative. J'avoue que les tuyaux lymphatiques dans le règne animal ſont des inſtrumens paſſifs comme dans le végétal ; mais, dans le premier, la lymphe eſt miſe en jeu par des moyens actifs, qui tiennent au phyſique individuel, & ſont concentrés dans l'animal ; au lieu que la plante emprunte de la terre, le mobile de ſa végétation, je veux dire, cette chaleur qui développe les germes renfermés dans ſon ſein, juſqu'à ce que la puiſſance de l'air atmoſphérique ſe ſoit manifeſtée en faveur de la tige & des feuilles. C'eſt ainſi que vous voyez l'enfant ou l'animal, enfermé dans l'utérus juſqu'à une époque déterminée, recevoir de la mère les ſucs néceſſaires à la formation de ſes parties, dont la conſervation par la ſuite ſera due aux mouvemens diaſtoliques & ſiſtoliques des parties actives, unis à l'attraction atmoſphérique en faveur de l'œuvre de la nutrition.

COROLLAIRE GÉNÉRAL.

Toute cette diſſertation tend à conclure que l'épiderme,

derme, les poils, les cheveux, les ongles, les cornes, les baguettes des porcs-épics, &c. ne font pas des parties étrangères aux corps auxquels elles font unies; qu'elles fuivent les loix de la formation des autres parties dont l'animal eft compofé; que leur nutrition eft foumife aux loix générales de la circulation, fans laquelle elle ne s'opérerait point; qu'elle n'exifte qu'autant que la lymphe, dérivée du fang, fe porte jufqu'aux extrémités des parties les plus éloignées, à l'aide de la chaleur interne du mouvement d'irritabilité, & de la raréfaction des tuyaux lymphatiques, efpèce d'attraction du centre à la circonférence déterminée par la matière ignée répandue dans tout notre atmofphère, oppofée à celle que fon abfence occafionne; que les vaiffeaux lymphatiques font continus & correfpondans les uns aux autres fans interruption; que fi la formation, le développement, la confervation, l'accroiffement & la nutrition des plantes ont, fous certains afpects, quelque analogie avec la manière d'être, & d'être nourri des animaux, fous quantité d'autres ils différent effentiellement; mais que la plante *aquivore* doit toute fon exiftence à la chaleur atmofphérique & encore à celle de la terre, quand elle fe trouve unie avec elle. C'eft par cet agent que le fuc qui la nourrit, paffe depuis la racine jufqu'à l'extrêmité de fes feuilles & de fes fleurs, & *vice-versâ*, quand la rofée humecte le corps du végétal; ce qui fait obferver, dans le règne végétal,

Tom. II.   Q

deux fortes d'attraction du centre à la circonférence, & de la circonférence au centre, déterminées par la chaleur de la terre & celle de l'atmofphère; qu'enfin l'œuvre de la nutrition dans les deux règnes fe fait par application de particules lymphatiques, felon les directions longitudinale & tranfverfale, opération fouvent traverfée par la variété des climats & des travaux.

PRINCIPE.

DE même, que l'on obferve dans le corps animal deux fortes de tranfpiration, l'une interne, l'autre externe. Il eft auffi deux efpèces d'attraction, l'une par la vertu irritable, combinée avec la force de l'air atmofphérique, qui porte le fang & les humeurs du centre à la circonférence; ce qui m'engage à l'appeler attraction *ad extrà* : l'autre qui n'a lieu que par défaut de matière électrique dans l'atmofphère; ce qui détermine les liqueurs à fe rendre vers le centre : je la nomme en conféquence attraction *ad centrum*. Ces deux fortes d'attraction conftituent le vrai magnétifme animal, par lequel les matières électriques, interne & externe, perpétuellement rivales, s'efforcent de l'emporter l'une fur l'autre, & d'attirer le fer, principe du fang, qu'on n'a pas beaucoup reconnu comme tel jufqu'à ce jour. Il joue cependant un des plus grands rôles; c'eft à lui que les liqueurs animales doivent leur fluidité, leur con-

fiſtance, & ſouvent leur trop grand épaiſſiſſement.
Cette mauvaiſe diſpoſition du ſang ne manque pas
d'arriver, quand la partie ferrugineuſe eſt trop attirée
vers le centre de la circulation, ou lorſque la matière
électrique externe, ou bien les remèdes qui ſuppléent
ſa préſence, ne viennent point parer aux fâcheux accidens que cet état vicieux occaſionne, ſur-tout en
automne & dans le printems. Tous les Médecins
ſavent que ces deux ſaiſons ſont le théatre de preſque
toutes les maladies, que l'on doit rapporter, d'après
ma doctrine, au défaut d'équilibre & de proportion
dans le jeu des deux attractions, qui dépendent de
la variété des ſaiſons. Ils doivent en conſéquence ſe
faire une étude des différens changemens arrivés
dans l'atmoſphère, des degrés de ſon influence ſur
les maladies, les réduire à un juſte calcul, & leur
oppoſer les remèdes propres à les combattre.

C'eſt donc à ces deux attractions que l'animal eſt
redevable de ſon état phyſique, conſidéré dans toutes
les poſitions poſſibles & dans tous les détails deman-
dés par MM. de l'Académie Impériale de Péterſbourg. Je deſire que cet Ouvrage leur ſoit agréable.
Si par malheur je n'avais pas atteint le but, j'eſpère
que cet acte de mon zèle pour le progrès de la Phyſiologie préviendra l'eſprit de ces Savans en ma faveur.

A Auxerre, le 15 Octobre 1787.

MÉMOIRE IX.

OBSERVATIONS Historiques sur quelques écarts ou jeux de la Nature, pour servir à l'Histoire Naturelle de l'Homme.

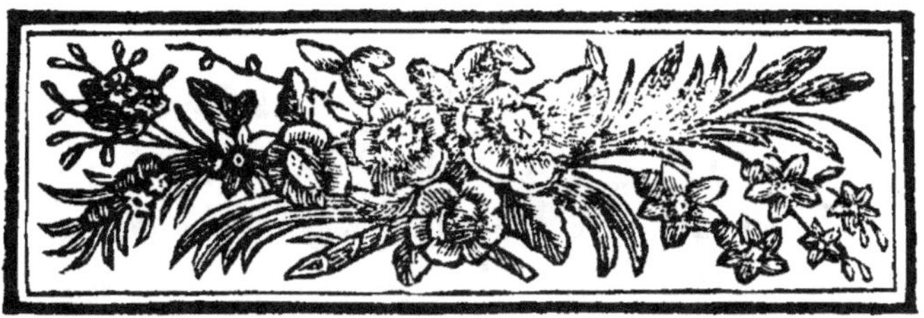

A MONSIEUR,

MONSIEUR LE COMTE

DE BUFFON,

Intendant du Jardin Royal des Plantes, de l'Académie Française, de celle des Sciences de Paris, des Sociétés Royales de Londres, d'Edimbourg & de Nancy, de l'Académie de Berlin & de l'Institut de Bologne, Honoraire de celle de Dijon, &c. &c.

MONSIEUR,

L'hommage que l'on rend aux grands talens, & la vénération profonde que j'ai toujours eue pour les personnes qui jouaient le premier rôle dans la République des Lettres, me font prendre la liberté de mettre sous vos

Q 4

auſpices mes Obſervations Hiſtoriques ſur quelques écarts ou jeux de la Nature, pour ſervir à l'Hiſtoire Naturelle. *A qui pourrai-je mieux conſacrer cet Ouvrage qu'à celui qui en a ſi bien ſuivi la marche, qui en a développé tous les ſecrets, & l'a forcée de ſe déceler dans les momens où elle ſemblait le plus ſe voiler & ſe refuſer aux recherches des plus curieux Obſervateurs ?*

Pardonnez-moi, Monsieur, *ſi je ſuis empreſſé à faire honorer un de mes enfans que je ne chéris que par le rapport qu'il a avec les vôtres, qui font les délices du monde littéraire.*

Je ſuis, avec reſpect,

Monsieur,

Votre très-humble &
très-obéiſſant ſerviteur,
Housset.

*'A Auxerre,
ce 19 Octobre 1784.*

MÉMOIRE IX.

OBSERVATIONS HISTORIQUES (*).

§. PREMIER.

Grossesse de trente-un ans.

LA grossesse de Marie de Bresse est un de ces grands événemens qui forment époque dans l'Histoire ; je ne crois pas que les fastes de la Médecine nous en

(*) La première Édition de ces Observations, quoique belle, est remplie de fautes essentielles, parce qu'éloigné du lieu de l'impression (Neuchâtel en Suisse), il ne m'était pas possible de voir les épreuves ; c'est ce qui me détermine à les faire réimprimer à la suite de mes Mémoires Physiologiques ; j'avais l'intention d'y ajouter de nouveaux faits qui, par les singularités qu'ils présentent, méritent d'être conservés dans les fastes de la Médecine & de l'Histoire ; mais je me propose de les recueillir dans un ouvrage complet que je vais publier incessamment sur les merveilles de la Nature considérées dans leur uniformité, leurs variétés & leurs écarts.

ayent fourni un plus intéreffant; auffi, c'eft de ceux que je préfente dans ce Recueil , celui qui a le plus fixé mon attention; je vais mettre le lecteur à portée d'en juger.

Marie de Breffe, née le 6 Octobre 1686, femme d'Edme Copel , Manouvrier, natif de Troies, eut en 1712, qui était la première année de fon mariage, une perte de fang très-confidérable, fuivie d'une fauffe couche, fans aucun accident fâcheux.

Depuis fon rétabliffement jufqu'au commencement de 1716, elle eut exactement tous les mois l'écoulement naturel de fon fexe; mais au mois de Mars de la même année, les règles ceffèrent; elle éprouva pour lors des naufées, des dégouts & autres fymptômes qui lui firent foupçonner qu'elle était enceinte. Ayant fenti remuer au troifième mois fuivant , & le lait commençant à paraître , elle ne douta plus de fa fituation ; les mouvemens de l'enfant allèrent toujours en augmentant, jufqu'au terme ordinaire, où elle fut travaillée de douleurs très-vives qui paraiffaient être une difpofition à un accouchement prochain; en conféquence, on eut recours à une Sage-femme qui, pendant deux jours qu'elle refta auprès de la malade, n'attendait que le moment favorable pour aider la nature ; effectivement, un écoulement d'eau, affez femblable à celui qui a coutume de précéder l'accouchement ordinaire, étant furvenu le deuxième jour au foir, femblait annoncer une prompte délivrance, de forte que la Sage-femme, avertie par cet avant-coureur, fe mettait déjà en ouvrage & fe difpofait à recevoir l'enfant; mais qu'elle fut fa furprife, quand après avoir touché & examiné de nouveau la matrice, elle s'apperçut qu'elle n'était nullement chargée : cependant, l'enfant remuait toujours dans le ventre de fa mère, & avec plus de facilité & de force qu'auparavant, parce que les eaux qui s'étaient écoulées ayant diminué en partie le volume du ventre & levé la réfiftance qu'elles offraient, lui laiffaient plus d'efpace & de liberté pour faire fes mouvemens.

Un événement auffi fingulier, qui étonna tous les affiftans, engagea le mari à faire vifiter fa femme par MM. les Médecins & Chirurgiens de la ville de Troies, où ils faifoient alors leur réfidence. Ces Meffieurs, après l'avoir interrogée & férieufement examinée, décidèrent unanimement qu'elle était enceinte, & que l'enfant n'étant point contenu dans la matrice, il n'y avait pas d'autre parti à prendre, que de procéder à l'opération céfarienne ; mais cette femme, effrayée du danger de cette opération, ne voulut pas en courir les rifques, & préféra de s'abandonner à la providence. Pendant le dixième mois de fa groffeffe, elle reffentit quelques douleurs vives, à la vérité paffagères & momentanées, qui ne venaient que de ce que l'enfant faifait quelques mouvemens. Elle éprouva dans le même tems une faibleffe & un épuifement, qui, après l'avoir menacée long-tems de la mort, fe diffipèrent totalement au bout de dix-huit mois. Alors elle recommença fes pénibles travaux, qui étaient de couler & laver les leffives, tourner la roue chez les Potiers d'étain, moiffonner dans la faifon, &c.; ce qui ne l'empêcha pourtant pas d'avoir du lait pendant plus de trente ans, depuis cette groffeffe; circonftance dont plufieurs perfonnes de Joigny, où elle demeurait depuis cinq ans, ont été témoins oculaires : mais, en revanche, les règles ont entiérement difparues.

Le 14 Juillet 1747, elle fut attaquée d'une fluxion de poitrine, dont elle eft morte à l'Hôtel-Dieu de cette ville, le 22 du même mois, âgée d'environ 62 ans. Ayant été informés des circonftances ci-deffus, MM. Bourdois de la Mothe & Chomereau, procéderent à l'ouverture du bas-ventre, dont les tégumens étaient très-minces. Ils y trouverent une tumeur ovale, comme fchirreufe, de la groffeur de la tête d'un homme, fituée dans les régions hypogaftriques & ombilicales, s'étendant plus du côté droit que du côté gauche. Elle étoit adhérente à l'épiploon, au péritoine, au méfentère, au fond de la matrice & à fes dépendances, & immédiatement logée dans la trompe droite de Fallope.

Cette maffe, qui pefait plus de huit livres, ayant été féparée de fes adhérences, & ouverte, ils y obfervèrent un enfant mâle, bien conformé, de la groffeur

& grandeur d'un fœtus à terme, qui avoit quatre dents incisives, dont deux étaient supérieures, & les deux autres inférieures. Il ne nageait dans aucune liqueur, & n'avoit aucune odeur désagréable.

Sa peau, dont l'épaisseur, ainsi que celle des os, était plus considérable que de coutume, était d'un jaune terne ; & la couleur des muscles du bras, qui sont les seuls qu'ils découvrirent, ressemblait à celle d'un cadavre ; ce qui formait cette masse partie osseuse, partie cartilagineuse, n'était autre chose que les enveloppes ordinaires, le *chorion* & l'*amnios*, qui s'étaient ossifiés, & qui laissaient voir deux lames très-distinctes. L'épaisseur était différente dans l'endroit où répondait le *placenta*, qui était aussi ossifié. Elles étaient épaisses de quatre lignes, & de deux seulement dans le reste de la circonférence.

La face externe était légèrement inégale & comme graveleuse, & la face interne retenait l'empreinte des différens membres du fœtus, semblables aux os du crâne, où sont marquées les circonvolutions du cerveau. Dans la partie où le *placenta* était ossifié, & se trouvait uni aux membranes, ils remarquèrent une ouverture de la largeur d'une maille, qui servait de passage au cordon ombilical, qui était desséché.

Ils passèrent ensuite à l'examen des autres parties contenues dans le bas-ventre de la femme. Ils les trouvèrent saines & en bon état, à la réserve de celles qu'ils furent obligés de faire déchirer pour emporter la maffe.

Telle eft l'hiftoire que MM. les Médecins & Chirurgiens de Joigny ont bien voulu communiquer à feu mon père. Elle va donner lieu à des réflexions intéreffantes pour la Phyfiologie & l'Hiftoire Naturelle. Je négligerai en leur faveur les remarques que je pourrai faire fur le défaut de fidélité dans les rapports qui rendent plufieurs mémoires & obfervations de Médecine, fufpects & préjudiciables au bien de l'humanité fouffrante. L'exactitude que paraiffent avoir apporté les auteurs de la narration dans les détails, méritant ma confiance, je fuivrai la nature dans la marche qu'elle a tenue pendant le cours de la groffeffe de Marie de Breffe. Je tâcherai d'expliquer les phénomènes extraordinaires qu'elle préfente, & je ferai voir que les loix générales, établies pour la création & confervation des êtres vivans, fouffrent des exceptions que je range dans la claffe des poffibilités, qui font autant admirer la toute-puiffance de leur Auteur, qu'elles excitent la curiofité du phyficien & du naturalifte.

Marie de Breffe, à l'époque de fon mariage, était âgée de 26 ans. Elle éprouve une perte confidérable, fuivie d'une fauffe couche fans accidens fâcheux. Elle fut bien réglée jufqu'en Mars 1716, que commença fa groffeffe, accompagnée de fymptômes ordinaires, jufqu'au tems fixé par la nature pour l'accouchement,

Elle paffe deux jours dans les douleurs les plus vives, la Sage-femme fe difpofe à la délivrer; le bain percé annonce la fortie prochaine de l'enfant; on eft enfuite furpris de s'appercevoir par le tact, que la matrice n'était pas chargée comme ci-devant, & que le ventre n'était plus auffi gonflé qu'avant l'évacuation des eaux. Les tentatives de la Sage-femme font infructueufes; l'accouchement n'a pas lieu, quoique l'enfant témoigne, par fes divers mouvemens dans le ventre de fa mère, qu'il eft plein de vie. Première circonftance.

Marie de Breffe eft vifitée par les Chirurgiens de la ville de Troies, où elle faifait fa réfidence. On décide que cette femme eft enceinte, que l'enfant n'eft pas contenu dans la matrice, qu'il faut procéder à l'opération céfarienne. La femme s'y oppofe & confie à la providence le foin de fa délivrance; dans le dixième mois elle reffent des douleurs vives & paffagères, fuivies de faibleffes & d'un épuifement, qui faifaient craindre pour fes jours; elles fe diffipent au bout de dix-huit mois; elle reprend fes travaux ordinaires. Seconde circonftance.

Plus de trente ans fe paffent fans qu'il foit queftion d'accouchement. Les mamelles font remplies de lait, & les règles n'ont pas parues depuis l'époque de fa groffeffe jufqu'au 14 Juillet 1747, qu'elle eft attaquée d'une fluxion de poitrine, dont elle meurt le 22 du même mois, âgée de 62 ans. Troifième circonftance.

On procède à l'ouverture du cadâvre ; on découvre dans les régions hypogaſtriques & ombilicales une tumeur ovale, groſſe comme la tête d'un homme, panchée plus du côté droit que du côté gauche, adhérente à l'épiploon, au péritoine, au méſentère, logée dans la trompe de fallope, & peſant huit livres ; on trouve un enfant mâle, bien conformé, grand & gros comme un fœtus ordinaire. Il n'exhalait aucune odeur déſagréable, & ne nageait dans aucune liqueur ; ſa peau & ſes os étaient plus épais que de coutume ; ils étaient d'un jaune terne ; les enveloppes communes, le chorion & l'amnios, qui formaient la tumeur, étaient partie oſſeuſes, partie cartilagineuſes, & laiſſaient entrevoir deux lames bien diſtinctes, & différentes dans l'endroit où répondait le placenta auſſi oſſifié. L'intérieur des membranes, dont on vient de parler, avait reçu l'impreſſion des membranes de l'enfant, comme l'intérieur du crâne reçoit celle des circonvolutions du cerveau. Enfin, le placenta laiſſait au cordon ombilical un paſſage de la largeur d'une maille. Quatrième circonſtance.

La première époque n'offre rien que d'ordinaire ; le tems des accouchemens eſt dans le neuvième mois ; on reſſent des douleurs très-vives ; on eſpère être promptement délivré ; les tentatives de la Sage-Femme ſe réduiſent à procurer l'écoulement des ſéroſités, qui forment le bain dans lequel nage l'enfant ; la matrice paraît déſemplie, & le ventre diminué

nué de volume ; la délivrance ne paraît alors que retardée ; c'est ce qui arrive communément aux femmes enceintes, dont le bain se perce, même quelques jours avant l'accouchement. Cette circonstance, peu favorable, n'est cependant fâcheuse que pour peu de sujets ; elle doit servir à précautionner les Accoucheurs & les Sages-Femmes contre la précipitation qu'ils apportent dans le tems qu'ils aident le travail de la femme en couche. Il est expédient de ne mettre en œuvre les attouchemens, que dans les tems nécessaires, de ne point occasionner prématurément l'écoulement des eaux, destinées à faire sortir plus facilement le fœtus, après avoir lubréfié les passages ; on a vu des accouchemens laborieux n'avoir d'autre cause qu'un défaut de patience, ou un zèle peu éclairé, tendant à retarder plutôt qu'à avancer l'opération ; les irritations qu'on excite dans les parties du corps les plus sensibles & les plus délicates, font naître des gonflemens & une inflammation locale, dont les suites sont toujours à craindre, non-seulement dans le tems de la délivrance, mais encore après. Combien de fièvres aiguës, de maladies graves, & quelquefois mortelles, qui n'auraient pas eu lieu, sans la violence qu'on employe quand on procède à une opération, dans laquelle on doit plutôt aider la nature avec douceur que de la forcer, excepté dans les cas fâcheux prévus par les maîtres de l'art ? Nous allons faire connaître dans l'instant que le desséche-

Tom. II.   R

ment de la matrice a été l'origine de l'événement surprenant qui doit nous occuper, & nous admirerons l'induſtrie de notre mère commune, qui s'eſt ſervi des moyens les plus ſages pour conſerver l'enfant & le préſerver de la corruption.

La ſeconde époque détermine l'avis des Chirurgiens de la Ville de Troies. Marie de Breſſe eſt enceinte; l'enfant n'eſt pas ſelon eux contenu dans la matrice; on ne peut la délivrer que par l'opération céſarienne : cette délibération n'eſt pas ſuivie, & après bien des douleurs, accompagnées de faibleſſe & d'épuiſement qui menaçent ſa vie, elle reprend au bout du dix-huitième mois le cours de ſes occupations ordinaires, comme s'il n'était pas queſtion de groſſeſſe.

Voici préciſément le tems que la nature choiſit pour opérer le grand ouvrage qui a décidé de la conſervation du fœtus détenu comme en priſon dans le ventre de la mère; voyons de quelle manière cette admirable conſervatrice du genre humain procédera pour réuſſir dans ſon deſſein de le retenir plus de trente années ſans corruption.

Nous avons vu plus haut que les eaux deſtinées dans la groſſeſſe naturelle à mettre la vie du fœtus à l'abri du choc des parties environnantes s'étaient écoulées, taries & totalement épuiſées, il ne reſtait plus d'autre reſſource que d'enlever par force l'enfant retiré dans la trompe droite de fallope.

Les Chirurgiens de Troies avaient donc décidé avec beaucoup de discernement que l'accouchement naturel était impossible, & qu'il fallait en venir à l'opération césarienne ; la femme y répugne ; la nature est obligée de suppléer à ce moyen aussi salutaire que périlleux ; elle forme un rempart assez solide pour défendre son protégé & conserver la vie de la mère ; le *chorion*, l'*amnios*, ne devaient plus faire qu'une seule enveloppe, en se réunissant avec le *placenta* ; donc tous les membres, au moyen de cette enveloppe, pourraient être contenus dans l'immobilité. Cette opération est essentielle, parce que ce prisonnier sera pendant plus de trente ans comme un sujet mort au monde, sans donner des signes de vie, enforte qu'il reste à sçavoir si cet enfant a vécu ou non pendant ce long espace de tems ; mais dans l'un ou dans l'autre de ces événemens il était expédient que la nature usât des moyens les plus efficaces, ou pour le nourrir, ou pour le préserver de la corruption. Les époques suivantes nous les indiqueront de manière à nous convaincre de la possibilité de ce singulier phénomène.

Nous apprenons par la troisième que les mamelles de Marie de Bresse étaient remplies de lait, & que ses règles ne parurent plus jusqu'au 14 Juillet 1747.

Voilà donc les choses dans l'état où elles sont ordinairement pendant le cours d'une grossesse naturelle ; il n'y a donc eu rien de changé par rapport au fœtus pendant l'espace de plus de trente années. Il

pouvait donc se nourrir comme tout autre; il ne
devait pas être plus gêné; une partie des règles servait
à la nourriture & entretien de ce tendre individu, &
le surplus fournissait aux mamelles cette liqueur
blanche, douce & agréable, qui devait le nourrir
dans le cas où l'accouchement aurait eu lieu; & dans
le cas de délai, elle était journellement résorbée par
les vaisseaux sanguins, pour rafraîchir le sang, réparer
ses pertes, & même augmenter la portion de l'enfant
par la voie de correspondance qu'on sçait être entre
les vaisseaux mammaires & les utérins.

La quatrième époque est d'autant plus intéressante qu'elle dévoile dans le plus grand détail tout le
mystère & les ressources qui ont été employées en
faveur de la conservation & de l'entretien du fœtus.

Marie de Bresse attaquée d'une fluxion de poitrine
considérable le 14 Juillet 1747, meurt le 22 de ce
mois. Son cadavre ouvert, on trouve dans la capacité du bas-ventre une tumeur ovale, fort considérable, immédiatement logée dans la trompe droite
de fallope. Voilà donc le jugement de MM. les
Médecins & Chirurgiens de Troies confirmé; s'il
existe un enfant, il n'est pas contenu dans la matrice,
il est logé dans un canal qui s'étend latéralement
depuis le fond de cet organe jusques vers les os du
bassin dans la duplicature des ligamens larges; cette
tumeur est ovale, parce que les parois du conduit
s'étendant en raison du volume du corps qu'il ren-

ferme, elle ne peut franchir les bornes du ligament
fixé à un des côtés du baſſin; elle eſt conſidérable,
puiſqu'elle égale la tête d'un homme; elle eſt ſchirreuſe, adhérente à la matrice, & ſes dépendances à
l'épiploon, au péritoine & au méſentère. Telle eſt
l'admirable prévoyance du ſouverain Créateur des
êtres ! Un fœtus doit reſter plus de trente ans renfermé; il s'agit d'aſſurer ſon exiſtence, de conſerver
ſa vie, ou s'il reſte privé de cette précieuſe préro-
gative, il ne faut pas que ſon état de mort tranche le
fil des jours de ſa mère; il mettra donc ſon logement
à l'abri de toute inſulte; il le fixera d'une manière
immuable à toutes les parties environnantes, comme
à autant de colonnes qui ſeront ſes barrières; s'il ne
nage plus dans un bain établi en faveur de ſa délicateſſe, il conſtruira une cuiraſſe inacceſſible aux
ennemis qui voudraient le détruire; les deux membranes, le chorion & l'amnios, unis au placenta,
ſe rapprocheront l'une de l'autre, parce que leur ſou-
pleſſe étant plus entretenue par la ſéroſité qui les
humectait continuellement, elles ne formeront plus
qu'un ſeul corps par le moyen d'un gluten intermédiaire; les humeurs lymphatiques qui y aborderont
par la ſuite, ſerviront à conſolider les parois de ce mur
de défenſe, qui prendront, ainſi que le placenta,
une conſiſtance ſchirreuſe, puis cartilagineuſe, enfin
oſſeuſe; ſi cette priſon eſt étroite, ſi elle devient impénétrable, il en coûtera peut-être la vie à l'enfant,

R 3

parce qu'étant susceptible d'accroissement, comme tout être vivant, il ne peut étendre les bornes de sa maison trop bien fortifiée; ses efforts se multiplieront au point de laisser sur la face interne de son enveloppe des sillons semblables à ceux que l'on remarque à la surface intérieure des os du crâne, formée par les artères de la dure-mère, & les circonvolutions du cerveau; mais, s'il succombe par hazard à la trop grande pression, il restera du moins dans un état d'incorruptibilité, favorable à la conservation de la mère, morte âgée de 62 ans, à la suite d'une fluxion de poitrine, maladie aussi dangereuse que commune parmi les personnes assujetties à de rudes travaux. Les Médecins & Chirurgiens de la Ville de Joigny observeront donc dans l'intérieur de la tumeur disséquée un fœtus mâle, d'une grosseur & d'une grandeur ordinaire, n'exhalant aucune odeur désagréable, ne nageant dans aucune liqueur, parce qu'il a été conservé dans un état sain; ils trouveront la peau & les os plus épais que de coutume, parce que cet enfant a pris des degrés d'accroissement, qui ont plus influé sur cette partie que sur toute autre, attendu qu'il était gêné & comme blotti dans sa petite demeure; que son état d'extension & d'agrandissement était assez figuré par les sillons & les moulures remarqués dans toute l'étendue de la surface intérieure de l'enveloppe générale; il était impossible que cette barrière pût être franchie, puisqu'elle avait non-seulement contracté une parfaite adhérence avec les membranes voisines, mais qu'elle avait outre cela acquis avec le placenta une consistance schirreuse, cartilagineuse, osseuse; ces gens de l'art découvriront même les lames distinctives du chorion & de l'amnios, & dans la dissection qu'ils feront des muscles du bras, ils remarqueront que la couleur de ses parties charnues est cadavéreuse, parce que l'état de maladie de la mère, & sa mort, ont opéré un changement général, dont l'enfant s'est ressenti, & qui n'a pu avoir lieu que dans cette circonstance, puisqu'il est constaté qu'il a resté jusqu'à cette époque dans un état d'incorruptibilité, soit qu'il fût vivant, soit qu'il eût subsisté mort, l'espace de trente ans & plus, dans le ventre de sa mère.

Mais, dira-t-on, comment pouvez-vous concevoir que ce fœtus ait vécu un aussi long-tems sans mouvement, dans un lieu aussi petit, entouré d'une enveloppe peu susceptible de dilatation, sans nourriture, puisque le cordon ombilical était desséché, que le placenta, l'amnios & le chorion, s'étaient presque ossifiés? Il ne restait plus de voie à la nature pour transmettre au fœtus sa subsistance; comment s'imaginer, d'un autre côté, qu'il fût mort & resté incorruptible? On sait que tout enfant mort tombe en dissolution, & que si l'art ou la nature n'en procure pas la sortie, la corruption qu'occasionne sa présence,

non-feulement met en péril la vie de la mère, mais
même la lui enlève.

Ces deux objections font très-importantes, ont
l'expérience pour elles. On peut néanmoins y répondre, & faire connaître que l'un & l'autre de ces deux
états font poffibles, & doivent être rangés dans la
claffe des exceptions aux loix générales, établies par
le foaverain Arbitre de toutes chofes; elles font rares
à la vérité. C'eft en cela que nous devons admirer la
toute-puiffance du Créateur, qui fe plaît à multiplier
fes chefs-d'œuvre jufques dans les objets qui nous
paraiffent les plus indifférens & les plus abjeɛts. En
conféquence, nous nous propofons d'examiner deux
queftions : la première, fi un fœtus peut refter vivant
l'efpace de trente ans dans le ventre de fa mère; la
feconde, s'il peut y féjourner, privé de la vie, fans
contraɛter corruption.

PREMIÈRE QUESTION.

*Un enfant peut-il vivre trente ans renfermé dans le
ventre de fa mère ?*

Ce problême fe réfoudrait fort aifément, & on
foutiendrait la négative, fi l'hiftoire ne nous eût pas
tranfmis plufieurs exemples de fujets vivans, qui ont
féjourné, fans perdre la vie, dans des retraites encore
plus refferrées, & moins fufceptibles de foupleffe &

d'extenfion, que le logement étroit qui a recélé pendant plus de trente ans le fils de Marie de Breffe. Nous lifons, dans le Mercure de France, qu'on a découvert dans une pierre de taille, détachée d'un ancien pont de rivière qu'on démoliffait, un gros ferpent fort long, endormi, replié fur lui-même, vivant & parfaitement moulé dans le centre d'un corps dur, inacceffible à toutes fortes de nourriture. On rapporte, dans le même recueil, qu'on a trouvé dans le milieu du tronc d'un viéux chêne entièrement fain, un gros crapaud vivant. Tout le monde fait que cet arbre décéle le nombre de fes années par des raies diftinctives, formant toutes des cercles concentriques jufqu'à l'écorce; enforte que le premier cercle, qui défigne la première annéé, en eft le point central. C'eft dans cette enceinte étroite que l'Auteur de la nature avait placé l'animal dont je viens de parler. Comment s'y était-il introduit? comment fe nourriffait-il depuis un grand nombre d'années? L'air eft-il un élément affez fubtil pour pénétrer cette demeure profonde à travers tant d'obftacles, qu'offrent les cercles concentriques; & fi l'air ne s'y eft pas introduit, comment ont pu s'exécuter les mouvemens alternatifs de la refpiration, fans lefquels tout être animé perd la vie?

Si nous voulons porter nos vues fur des objets moins extraordinaires, mais qui piqueront autant notre curiofité, confidérons ce qu'on obferve journellement dans la noix de galle , espèce de tubérosité, de tumeur irrégulière, qu'on rencontre sur les feuilles de chêne. Lorsqu'on se donne la peine de les ouvrir, on voit dans leur centre un petit noyau assez dur, dans lequel est blotti un insecte aîlé, dont le corps & la figure ressemblent en tout à la grande fourmi. Cet animal s'y nourrit jusqu'à ce que la feuille, se détachant de la branche , tombe à terre, & ne reçoive plus de sucs. Alors l'insecte aîlé manque de subsistance. Que fait-il dans cette occasion critique ? il ne néglige aucun moyen pour rompre des liens qui le retiennent dans sa prison ; il soutient & perpétue son existence aux dépens de la noix de galle, qu'il trouve dans différens endroits ; il se dégage de ses entraves, & se met en pleine liberté : c'est pourquoi la noix de galle paraît percée en plusieurs points. Comment ont pu s'opérer tant de merveilles ? qui a fait trouver l'insecte dans le noyau de ce fruit tuberculeux ? comment a-t-il pu vivre, croître, respirer ? comment s'est-il déterminé à chercher une nourriture ailleurs que dans son logement natal ?

Ces exemples, & beaucoup d'autres que je pourrais citer, tendent à prouver de la manière la plus évidente, que des corps vivans, pris dans la classe des animaux, n'ont pas besoin d'un grand espace pour les contenir; qu'ils y vivent renfermés, resserrés pendant une longue suite d'années ; qu'ils existent sans avoir besoin du mouvement alternatif de la respiration, tout de même que l'enfant vit pendant neuf mois & plus dans le ventre de sa mère, y prend ses degrés d'accroissement sans occasionner des douleurs bien sensibles, parce que la dilatation de la matrice se fait peu à peu & sans violence. Le mouvement de la respiration lui devenant inutile tant qu'il est dans sa prison, il ne s'en sert que quand il est débarrassé des liens qui l'y retenaient. Alors l'air extérieur développe le poulmon, s'introduit dans les vésicules dont ses lobes sont composés par l'action des muscles intercostaux & diaphragmatiques : voilà le mouvement d'inspiration. Ce même élément est ensuite chassé par une action opposée, & l'abaissement du poulmon, qui presse & vuide ses vésicules ; ensorte que l'air sort plus facilement de la poitrine qu'il n'y était entré. Ce second mouvement s'appelle expiration. C'est ainsi que s'opère le double mouvement de la respiration, destiné à rafraîchir le sang, le former, & lui donner la couleur rouge qui le distingue de toutes les humeurs qui s'en séparent. Il sert aussi à l'exercice de la parole, & rendre les différens tons qui résultent de la combinaison variée des notes de musique. Ce que nous venons de dire, fait connaître comment le serpent a pu vivre pendant un temps immémorial dans le centre d'une pierre de taille, le crapaud dans le cercle central d'un vieux chêne, & la fourmi aîlée dans le milieu du noyau de la noix de galle. Tous ces animaux viennent d'œufs qui se sont trouvés par

hafard dans le lieu de leur naiffance ; la chaleur les a
fait éclore dans un tems indéterminé ; ils ont tous
vécu dans un état d'immobilité relative à la petiteffe
de leur habitation ; ils vivent certainement fans refpiration , puifque fi l'air extérieur s'était fait un paffage
dans leurs poulmons, ils feraient morts. On fait que
tout animal quelconque , qui a refpiré , ne peut refter
plufieurs minutes vivant fans refpiration : voilà donc
deux fituations favorables à la confervation & l'entretien de la vie de ces animaux. Ils font immobiles ,
ils ne refpirent point : par conféquent le fang & les
humeurs ne demandent pas à être perpétuellement
rafraîchis & réparés. Loin de faire des pertes, leurs
corps ne ceffent de recevoir des alimens, foit par
abforption, foit par l'introduction d'un fuc nourricier par les voies ordinaires : c'eft pourquoi le ferpent
s'eft parfaitement bien foutenu par l'air & l'humidité
renfermés dans la pierre de taille , abforbés par les
vaiffeaux inhalants qui rampent dans fa peau , & par
la pierre qu'il a rongée peu à peu , alimens propres à
la fubfiftance de ce réptil , qu'on voit fe plaire dans
les amas de pierres , les rochers, & dans les terreins
humides & mouvans. Pour le crapaud, il vit ordinairement dans les marécages & dans l'eau : le chêne lui
a donc perpétuellement fourni des fucs fuffifans pour
fon exiftence pendant quarante ou cinquante ans. La
peau de cet animal aquatique eft fort fouple, fufceptible d'applatiffement ; & le total de fon corps s'al-

longe avec affez d'aifance. On conçoit alors que, quoiqu'il ait groffi au point d'être regardé comme un gros crapaud, il pouvait n'occuper qu'une efpace très-médiocre, mais fuffifant dans fon état d'inertie, pour n'être point écrafé, puifqu'il a été retiré plein de vie du tronc de l'arbre. Quant à la fourmi aîlée, c'eft, ainfi que mon fils établit fa naiffance, fa confervation & fa délivrance dans un de fes Mémoires.

J'ai dit, dans le Mémoire du 7 feptembre 1780, que la fuperfétation des animaux vivipares dépendait des germes concentriques. Il m'a paru que l'hiftoire de l'œuf trouvé dans l'œuf avec coque folide, ou membrane, donnair à cette idée un degré de folidité qui rangeait ce fyftème dans la claffe des chofes évidentes. Je parlerai maintenant de l'origine & de la manière de vivre d'un petit animal, dont la connaiffance ne paraît pas avoir attiré l'attention de beaucoup de naturaliftes ; j'aurai lieu d'en conclure la vérité d'une affertion que j'ai avancée dans le Mémoire mentionné, que Dieu n'a pas pris moins de foin pour la création, la confervation & la nourriture des animaux les plus méprifables aux yeux vulgaires, que pour celles de l'homme.

J'allais me promener, il y a quelque tems, avec mon père, dans le bois de *Charmoy*, diftant d'une lieue d'Auxerre. Ce cher auteur de mon exiftence phyfique & morale me faifait connaître le nom de différentes plantes ; il me parlait de leur génération

& de leurs vertus; il me diſait qu'aucune d'elle n'é-
tait dénuée de qualités propres à combattre une maladie quelconque, mais qu'il s'en fallait bien qu'on
les eût découvertes toutes; que chaque pays avait les
ſiennes; que l'Auteur de la nature rendait plus fami-
lières celles qu'on pouvait employer dans les affections endémiques, c'eſt-à-dire, plus communes dans
tel pays que dans tel autre. Il ajoutait que ces plantes
croiſſaient auſſi dans les ſaiſons où l'endémie prenait
ordinairement naiſſance; qu'un Médecin attentif
pourrait découvrir, par la connaiſſance des vertus des
plantes les plus abondantes, l'eſpèce de maladie à
laquelle chaque contrée eſt ſujette, ſon ſiége & ſes
cauſes.

Arrivé au lieu où nous devions nous repoſer, il
me parla des arbres, & me dit que la plante était en
petit le chêne & autre grand arbre que j'appercevais
dans le bois.

Dans le tems que nous converſions, mon père
apperçut, ſur une feuille de chêne, une eſpèce de
noix aſſez dure, un peu raboteuſe, verte, qui formait un tout avec la feuille. L'eſprit de curioſité
m'engagea à l'ouvrir. Quel fut mon étonnement,
lorſque j'apperçus dans le centre de ce fruit rond un
animal aîlé, bloti, reſſemblant parfaitement à une
fourmi. Il en avait les interſections & la figure; il
était néanmoins d'un volume plus conſidérable; il
développa, en ſe remuant, deux aîles qu'il tenait

cachées, parce que, refferré dans un fort petit efpace, il était obligé de rapprocher l'une de l'autre les deux extrêmités de fon corps, & d'affecter la figure ronde. Je reconnus alors que c'était une fourmi volatile, fort groffe. Je ne pouvais concevoir comment cet animal avait pu fe loger dans un fi petit endroit. Cependant, après quelques réflexions, je vins à bout de lever le voile qui dérobait à mes regards la caufe de cette fingularité.

Toute mère cherche à conferver fes enfans; elle leur procure ce précieux avantage, foit en les nourriffant elle-même, foit en leur fourniffant les moyens de fuppléer à fon défaut, foit enfin en les mettant à portée de fe fournir par eux-mêmes la nourriture analogue à leur manière d'être. Or, nous voyons que les animaux bipèdes & les quadrupèdes nourriffent leurs petits par eux-mêmes, ou qu'ils font nourris par les foins d'autres individus à-peu-près de la même efpèce, ou qui fourniffent un fuc nourricier, convenable à la conftitution du nouveau-né. L'homme, le plus noble & le roi des animaux, reçoit de fa mère un lait délicieux, dont il fe nourrit l'efpace d'une ou de deux années. A fon défaut, on lui procure le lait d'une nourrice gagée, qui doit remplir à fon égard les fonctions de la véritable mère. Quand cette reffource manque, le lait de chèvre, ou celui de vache, coupé avec l'eau d'orge, fournit un aliment dont l'enfant s'accommode, jufqu'à ce qu'il foit en état de

perdre des nourritures solides. Les œufs de la poule
sont couverts par une mère canne : les petits poulets
se développent, voient le jour à tems marqué, & la
mère empruntée a pour ses hôtes étrangers les mêmes
attentions que pour ses propres petits. Il en est de
même des attentions de la poule à l'égard de la progéniture de la perdrix. Il y a toute apparence que
l'Auteur de la nature a répandu sur les autres êtres
vivans les mêmes traits de sa bienfaisance, sur-tout
dans les genres dont nous venons de parler, puisque
l'expérience nous apprend que les reptiles & les insectes naissent dans les endroits les plus propres à
leur conservation ; parce que les mères prévoyantes
ne manquent pas de déposer leurs œufs ou leurs enfans dans des lieux particuliers, qui leur offrent abondamment de quoi subsister : & pour ne parler que de
notre fourmi aîlée, je dirai que sa mère a soin, quand
elle est disposée à pondre ses œufs, de piquer plusieurs
feuilles de chéne dans la saison du printems. Elle
dépose dans le centre de la blessure un de ses œufs,
qu'elle confie pour lors aux soins de la nature, qui ne
manque pas de faire affluer tout autour un suc qui
s'épaissit, forme dans le centre un noyau, espèce de
corps dur, dans le milieu duquel l'œuf est logée. Ce
suc devenant de jour en jour plus abondant, prend
la forme d'une petite noix couverte de son écorce.
Son extérieur est rabotteux, son intérieur pulpeux ;
son centre est un noyau médiocrement dur, dans

lequel

lequel est ordinairement l'œuf de l'insecte dont on a fait mention ; il y reste sans changement, jusqu'à ce que le printems ait répandu la chaleur nécessaire au développement des germes ; il brise alors son enveloppe. L'insecte commence à se nourrir aux dépens du noyau, qui n'a pas acquis toute sa consistance. Comme il n'a pas encore respiré l'air extérieur, il reste immobile & blotti dans le même endroit ; son corps & ses aîles s'étendent en raison de la nourriture qu'il reçoit : & comme ils ne font aucune perte dans leur état d'inaction, il n'est pas étonnant que cet animal soit plus gros que la fourmi ordinaire, dont il doit être distingué, parce qu'il n'est pas assujetti aux mêmes travaux qu'elle, qu'il n'en a pas l'industrie, qu'il a sa manière d'être particulière ; que d'ailleurs il est aîlé & renfermé dans son étroite prison, jusqu'aux approches de l'hiver qu'il en sort pour chercher une nourriture convenable, qu'il ne rencontre plus dans son appartement desséché.

Telles furent les réflexions qui se présentèrent à mon esprit. Mon père, à qui je les communiquai, les trouva justes & conformes à l'œuvre de la nature. Depuis ce moment, je n'ai cessé d'admirer cette mère commune, qui se fait remarquer toujours par des traits de bonté, & dont les merveilles sont au-dessus de notre faible intelligence» .

On conçoit maintenant que si l'Auteur de notre existence, de notre conservation, & de la fabrique du

monde entier, n'a pas dédaigné de s'écarter des loix
générales, qu'il a établies en faveur des plus vils animaux qui sont restés sains, entiers, à l'abri de toute
corruption pendant un tems immémorial, il a bien
pu accorder le même avantage à l'enfant renfermé
dans le ventre de Marie de Bresse. Sa grossesse s'est
déclarée quatre ans après une fausse couche, précédée
d'une perte de sang ; neuf mois se sont écoulés sans
accidens particuliers ; les mouvemens du fœtus s'exé-
cutaient comme dans les autres femmes. Au bout de
ce tems, terme fixé pour l'accouchement, Marie de
Bresse ressent de très-vives douleurs pendant deux
jours, comme pour accoucher ; on la met en travail ;
le bain se perce, se rend dans son entier ; les douleurs cessent sans délivrance ; le fœtus reste dans la
trompe droite de fallope, continue de se mouvoir
jusqu'aux environs du dix-huitième mois, tems auquel se renouvellent de vives douleurs, semblables à
celles de l'accouchement, accompagnées de faiblesse
& d'épuisement ; les deux termes passés, il n'est plus
question de rien ; l'enfant ne manifeste plus son existence par ses mouvemens ; la femme ne ressent plus
de vives douleurs, & reprend le cours de ses occupations ordinaires, qui ne furent interrompues que par
la fluxion de poitrine dont elle fut attaquée le 14
juillet 1747, c'est-à-dire, trente ans après.

Il est donc constant que cet enfant a vécu l'espace
de dix-huit mois ; qu'au terme du neuvième, sa

mère pouvait le mettre au monde, s'il eût été renfermé dans la matrice ; que, fans l'évacuation du bain, les vives douleurs qui annonçaient fa délivrance prochaine, pouvaient l'y précipiter, & donner lieu à un accouchement heureux ; mais le bain évacué, la demeure du fœtus mife à fec, l'enfant n'a plus eu la force de folliciter fa fortie, faute de moyens. C'eft alors que le confervateur des êtres a fait pour lui ce qu'il fait pour la fourmi aîlée. D'un côté, il a confervé dans les mamelles de la mère le fuc nourricier, qui devait lui être envoyé pour fa fubfiftance, par la médiation de la correfpondance établie entre fes vaiffeaux & les utérins : d'un autre côté, il a fortifié fa prifon par des murs folides, retenus par leurs adhérences avec leurs parties voifines ; il a détourné par des digues l'abondance de fang & d'humeurs, qui auraient pu l'étouffer ou le gêner. L'embonpoint qu'a pris l'enfant pendant dix-huit mois, l'a mis en état de remplir entièrement fa maifon. Alors il eft refté immobile, endormi comme le ferpent, le crapaud & la fourmi aîlée dont nous avons parlé ; il n'a plus eu befoin de nourriture abondante ; un fimple rafraîchiffement journalier fuffifait pour fon entretien ; auffi fon corps eft demeuré fain & entier jufqu'à l'époque de la mort de fa mère, qui peut-être a été fuivie ou accompagnée de la fienne : car il eft bien certain que fa préfence ne l'a occafionnée en aucune manière. On ferait donc bien fondé à pré tendre que cet enfant ; né dans la trompe droite de fallope, y eſt demeuré vivant depuis le tems de la groſſeſſe juſqu'à celui de la mort, & que ſon exiſtence eſt une répétition de celle des animaux dont nous avons rapporté l'hiſtoire. Il s'agit de ſavoir maintenant ſi ce ſujet, ayant perdu la vie au dix-huitième mois, a pu ſe conſerver ſans marque de corruption, le même eſpace de tems : c'eſt le ſujet de la ſeconde queſtion.

SECONDE QUESTION.

Un enfant mort peut-il ſéjourner trente ans dans le ventre de ſa mère ſans contracter corruption ?

Nous avons prouvé, autant qu'il était en notre pouvoir, que l'enfant de Marie de Breſſe a pu vivre immobile, endormi pendant trente ans, ſans avoir beſoin d'autre nourriture que les humeurs que ſon faible corps repompait à l'aide des vaiſſeaux inhalans, répandus ſur toute la ſurface de ſa peau, correſpondans aux pores dont elle eſt comme criblée ; quelques traits hiſtoriques & analogues nous ont ſervi de pièces de comparaiſon, ſerait-il poſſible maintenant d'établir l'aſſertion contraire, lui donner un air de probabilité qui fît croire qu'il a demeuré l'eſpace du tems indiqué dans la trompe droite de fallope, ſans avoir contracté corruption ?

Nous sommes amplement convaincus que ce fœtus a vécu dix-huit mois ; l'ouverture du cadavre de sa mère, faite après plus de trente ans de grossesse, nous a démontré que pendant le même espace de tems il a subsisté sain, incorruptible & sans mouvements ; que chacune de ses mâchoires était meublée de deux dents incisives. Ce phénomène annonce un accroissement relatif au tems où il a manifesté par ses mouvements qu'il était plein de vie ; depuis cette époque remarquable, il est dans son logement comme un corps étranger, que son seul poids rend incommode ; il y vit, s'y entretient à l'instar du serpent, du crapaud & de la fourmi aîlée, les mamelles de sa mère lui fournissent le lait dont elles sont remplies jusqu'à l'âge de 62 ans, terme que la nature accorde à la femme de Bresse en faveur de la conservation de son enfant, & qu'elle refuse aux personnes les plus robustes. Tout fait donc connaître l'intention & la marche du suprême conservateur des êtres, qui veillait sur un enfant vivant ; mais quand au contraire un enfant meurt dans le ventre de sa mère, non-seulement le sujet devient un corps étranger, fatiguant, mais même c'est un destructeur, à moins qu'il ne tombe en supuration, ou qu'il ne sorte par portions, ou entier, par un accouchement laborieux ; on a néanmoins plusieurs exemples de fœtus restés morts dans le ventre de leur mère, qui n'ont point entraîné leur perte, parce que leurs parties s'afaiſſant avant d'avoir été corrompues, elles ont pris une conſiſtance cartilagineuſe, oſſeuſe, & même pierreuſe; dans cette circonſtance, des plus heureuſes pour la conſervation de la mère, la ſanté eſt toujours altérée, la vie traverſée par des indiſpoſitions journalières; une fièvre lente la rend languiſſante, juſqu'à ce qu'il ſurvienne une hydropiſie ou une autre maladie, qui tôt ou tard termine des jours paſſés dans la triſteſſe. Voilà ce que nous apprend l'expérience; ſi dans l'exemple que nous allons rapporter, la femme qui en eſt le ſujet, a ſurvécu au malheur qui lui eſt arrivé, de conſerver mort l'enfant mâle qu'elle portait dans la trompe droite de fallope, c'eſt qu'elle a eu l'avantage d'avoir pour elle une nature bienfaiſante qui l'a mieux ſervie que toute autre. Cette bonne mère a fait tomber les parties molles du fœtus en diſſolution, les a repouſſées & chaſſées au dehors; elle a fait plus, elle a procuré la ſortie d'une portion de mâchoire munie de toutes ſes dents, en excitant la fièvre, qui fut terminée par un dépôt d'humeurs à l'ombilic, ce qui a formé une tumeur dure, inflammatoire avec élancements, & enfin a déterminé un abcès dont l'ouverture a facilité l'expulſion du corps étranger dont je viens de parler. Voici mot pour mot l'hiſtoire de cet événement tranſmiſe dans le Recueil des obſervations de pratique de mon aïeul.

« En 1702, j'ai vu la femme d'un nommé
Montauban, Tonnelier, demeurant à *Cofne-fur-Loire*;
elle était travaillée d'une fièvre lente, avec tumeur
à l'ombilic; elle fe plaignait auffi de douleurs vives &
lancinantes qu'elle rapportait à cette région : je
conçus auffi tôt que cette fièvre fe terminerait par
la fupuration, qu'il était très-important de l'accélérer; pour réuffir, je fis appliquer fur cette tumeur
quelques cataplafmes, jufqu'à ce que j'apperçuffe
qu'elle étoit fuffifamment ramollie; je la fis enfuite
ouvrir par le nommé Perrot, fon Chirurgien; il
en fortit une grande quantité de pus louable; le
lendemain, cet Artifte fentit, en fondant l'ouverture,
un corps dur, qui réfiftait à la fonde; je follicitai
dès-lors la dilatation de la plaie, qui fut faite vingt-
quatre heures après; on fit effectivement fortir le
corps qui avait réfifté à l'inftrument; c'étoit la
moitié de l'os de la mâchoire inférieure d'un enfant,
dans laquelle étaient enchâffées toutes les dents,
même les molaires qu'on obferve dans les adultes;
ces offelets néanmoins étaient de la groffeur de ceux
des enfants; j'emportai cette pièce, la montrai à
beaucoup de perfonnes, & la confervai pendant
quelques années, c'eft-à-dire, jufqu'en Juin 1708,
tems de mon déménagement pour revenir à Auxerre;
alors elle s'égara, fans qu'il me fût poffible par la
fuite de la recouvrer; j'avais recommandé au Chirurgien d'ouvrir cette femme, dans le cas où il la

survivrait ; je me perfuadais avec affez de fondement qu'il trouverait les reftes du fquelette d'un enfant logé dans la trompe droite de fallope. Cette
femme fut radicalement guérie de fon abcès, ne
fut plus fujette à des coliques dont elle avait
cruellement fouffert de tems à autres, depuis l'âge
de 27 à 28 ans ; elle en avait alors 60 ; mais fon
Chirurgien étant décédé, j'ai appris qu'elle était
morte, fans qu'on eût eu la curiofité de la faire
ouvrir. Ce fquelette ne pouvait venir que de fa première groffeffe où vraifemblablement il y eut une
fuperfétation ; le fecond enfant ayant été fuffoqué
à l'endroit que j'ai ci-deffus défigné, les parties charnues tombèrent petit à petit en fupuration par les
voies naturelles ; ce qui me fait conjecturer que la
chofe arriva comme je le penfe, c'eft qu'elle fut
languiffante & très-malade fur la fin de fa groffeffe,
même après ; pendant ce tems elle eût à foutenir une
fièvre lente avec un dégoût pour toutes chofes ; elle
ne rattrapa jamais fa couleur naturelle ; au contraire,
elle demeura toujours pâle, prefque défigurée ; quelques années après les coliques ci-deffus rapportées
furvinrent & ne ceffèrent de tourmenter la malade
que quand la demie mâchoire, renfermée dans l'intérieur de la machine, fut fortie ; cette femme néanmoins s'étant rétablie de fa fièvre, à fa couleur près
& fa langueur qui ne changérent pas de face, elle
eût des enfans au bout de deux ans, & dans la

suite, au nombre de sept, tant mâles que femelles, quoique, selon toutes les apparences, la trompe droite était occupée, & par conséquent les parties voisines du même côté impropres à la conception; ce qui détruit & ruine de fond en comble l'opinion autre-fois généralement reçue, qu'on enseignait même dans les écoles : *Mares à dextris, fœminæ verò à finiſtris*, puisque les enfans qu'elle a eu depuis cette groſſeſſe, ne ſont venus que de l'ovaire gauche ».

Cette obſervation fournit matière à bien des remarques importantes; les ſingularités qu'elle renferme, la rendent au moins auſſi curieuſe & intéreſſante que celle dont les Médecins & Chirurgiens de Joigny nous ont conſervé le détail; l'enfant de Breſſe a été trouvé mort quand on a fait l'ouverture du cadavre de ſa mère, la maladie vive qu'elle avait contractée par accident, influa ſur le fœtus, qui partagea l'infortune; il mourut dans le même tems que celle qui le portait; tout eſt dans l'ordre naturel, attendu que la circulation du ſang qui abreuvait toutes les parties du corps de la mère, entretenait & perpétuait la vie de l'enfant; mais cette circulation a ceſſé par la mort; par conſéquent toute fonction a été anéantie dans l'un & l'autre individu; auſſi les Médecins & Chirurgiens de Troyes ont-ils remarqués dans la diſſection des muſcles d'un des bras du fœtus, que ces chairs avaient une figure cadavereuſe, ce qui certainement n'exiſtait pas avant la mort de Marie de Breffe ; car, fi l'enfant avait pu fe conferver mort dans un état fain & entier, on ne voit pas pourquoi la mort de la mère y eût apporté quelques changements, & qu'il eût contracté une couleur cadavereufe ; on fait que dans cette circonftance fatale les parties molles fe diffolvent, fe corrompent en fort peu de tems ; il fallait donc, pour la confervation de cet enfant, qu'il y eut de fa mère à lui une correfpondance intime, par le moyen d'une circulation perpétuelle de fang & d'humeurs, chofe abfolument impoffible, puifque le fang ne peut pas circuler dans un fujet mort. Il eft donc par la prouvé, autant qu'il peut l'être, que l'enfant de Marie de Breffe a vécu dans le ventre de fa mère l'efpace de plus de trente années, & près de trente dans un état de fommeil & d'immobilité, comme le ferpent, le crapaud & la fourmi aîlée ont fubfifté dans leurs retraites.

Nous avons d'ailleurs démontré, par l'hiftoire de la femme du Tonnelier Montauban, qu'il eft impoffible que ce fujet eût refté fain & entier dans un état de mort, & fans caufer à fa mère des maladies graves. La femme Montaubán accouche à l'âge de vingt-fept ans pour la première fois ; depuis cette époque jufqu'à foixante ans, elle eft cruellement tourmentée de tems à autres par des coliques ; c'eft à ce terme qu'attaquée d'une fièvre vive, il lui furvient à l'ombilic une tumeur dont on fait l'ouverture, par laquelle on fait fortir la moitié de la mâchoire inférieure, ornée de toutes fes dents, même des molaires. Dans l'intervalle de ce long efpace de tems, c'eft-à-dire, de 33 ans, la Montauban devient mère de fept enfants, tant mâles que femelles ; mais ce ne fut qu'au bout de deux ans, c'eft-à-dire, après que la fièvre lente & le dégoût pour toutes fortes d'aliments fe furent diffipés , accidents qui avaient commencé à fe manifefter fur la fin de la première groffeffe. Ce laps de tems fut affez confidérable pour permettre à la nature de fe décharger par la voie ordinaire des parties charnues du fœtus, tombées en diffolution, en forte qu'il ne refta plus de cet enfant que fon fquelette, incapable de nuire à la mère d'une manière fenfible : à cette époque la fièvre & le dégoût général s'éteignent, la langueur & la pâleur règnent , les coliques furviennent jufqu'au tems de l'extraction de la mâchoire inférieure mentionnée. Ce dernier événement n'aurait peutêtre pas eu lieu, fi cette partie conftitutive du fquelette ne s'en fût féparée, puifque fa fortie par l'ouverture faite à la tumeur obfcédante fit éclipfer tous les accidents, & que la préfence du fquelette n'empêcha pas la femme Montauban d'avoir des couches heureufes, & d'être par la fuite mère de fept enfans, tant mâles que femelles. A l'âge de foixante ans elle fe débarraffe de la mâchoire dont nous venons de parler ; c'était un corps étranger qui, féparé du

fujet auquel il appartenait, jouait dans la capacité
du bas-ventre un rôle dangereux ; il fallait l'expulfer,
la fièvre fe déclare, il furvient une tumeur à l'ombilic ; l'offement fe préfente vers fa bafe ; il détermine par fon féjour la fupuration ; le Chirurgien
fait l'ouverture de l'abcès, il en fonde la profondeur,
découvre le corps étranger, l'enlève, & délivre la
malade de fes coliques & de fon état de langueur ;
le fquelette auquel appartenait la mâchoire, continue
à demeurer dans fon logement fans caufer de douleurs, parce qu'il ne faifait qu'un feul & même tout
avec la trompe droite de la matrice, & qu'il était
corps dur. Il eft à préfumer, comme le penfe ju-
dicieufement notre Auteur, qu'il y avait eu dans la
première groffeffe une fuperfétation ; il eft même à
penfer que ce fecond enfant, dont la mère n'a pas
accouché, a vêcu plus d'un an au-delà du terme
ordinaire, puifque fes mâchoires avaient toutes leurs
dents, même les molaires.

Dans cette hypothèfe il faudrait conclure que la
formation des dents peut fe faire pendant un laps
de tems auffi court, ce qui n'eft pas dans l'ordre de
la nature ; l'expérience nous apprend au contraire
qu'elle n'eft parfaite qu'à fept à huit ans dans certains fujets, & plus tardive dans d'autres ; on pourrait même conjecturer avec affez de fondement que
le fœtus dont il eft queftion, a vêcu plufieurs années dans la trompe droite de fallope, à l'inftar de

l'enfant de Marie de Breffe ; que la diffolution &
l'expulfion des parties molies fe font opérées dans
un tems indéfini, c'eft-à-dire, immédiatement après
fa mort, caufée, felon toute apparence, par la groffeffe de fa mère, ou les efforts violents qui font iné-
vitables dans l'accouchement. Ce qui paraît favorifer
cette opinion, c'eft que la fièvre & le dégoût général
n'ont ceffé que deux ans après, quand la Montauban eût un enfant ; la couche fut alors un événement heureux ; on peut dire que c'était une efpèce
de crife, qui débarraffait cette femme d'un hôte
nuifible & dangereux ; cette ennemi chaffé, il furvint
quelques années après des coliques qui perfiftèrent
à la tourmenter, jufqu'au moment où elle fe trouva
délivrée de la moitié de la mâchoire de fon enfant ;
c'eft donc à la naiffance des coliques & non à aucune autre époque, qu'il faut remonter pour fixer
le tems de la mort de l'enfant, qui fut fuivie, comme
cela devait être, de la diffolution & expulfion des
parties molies ; comme le terme où ces coliques
jouèrent leur rôle n'eft pas déterminé, nous ne pouvons pas favoir combien d'années a vécu le fœtus
qui, fans les différentes groffeffes de fa mère, aurait
donné le même fpectacle que le fils de Marie de
Breffe.

De tout ce que nous venons de dire, tirons les
corollaires fuivants.

COROLLAIRE PREMIER.

L'ENFANT de Marie de Breſſe a vécu juſqu'à la mort de ſa mère dans la trompe droite de fallope.

COROLLAIRE II.

IL eut été poſſible que celui de la Montauban eût vécu encore plus long-tems dans une demeure auſſi reſſerrée, ſi les groſſeſſes de cette mère n'euſſent tranché le fil de ſes jours.

COROLLAIRE III.

IL eſt de toute impoſſibilité que l'un & l'autre ſujet euſſent ſubſiſté ſains & entiers dans un état de mort.

COROLLAIRE IV.

L'ENFANT de la Montauban aurait reſté dans la trompe droite de fallope, ſous la forme de ſquelettte, ſans occaſionner à la mère aucune maladie juſqu'à ſa mort, ſi la portion de la mâchoire, ſortie par l'ouverture d'un abcès à l'ombilic, n'eut, en qualité de corps étranger, troublé ſes fonctions.

§. II.

Fœtus de cinq mois.

M^r. Maret, Secrétaire perpétuel de l'Académie de Dijon, fit imprimer, en 1768, une consultation sur un enfant qu'on prétendait né dans le cinquième mois. Ce savant, avec qui j'ai toujours été lié d'amitié, voulut bien m'envoyer cet Ouvrage, dont la lecture me procura le plus sensible plaisir.

Dans cette consultation, M. Maret paraît décidé peu favorablement pour les intérêts de la mère; & les motifs sur lesquels porte son jugement, sont très-solidement établis. Les observations de MM. de Buffon, Haller, &c. sont des plus exactes, & on peut s'en rapporter à leurs lumières, pour former un point de comparaison entre l'état de grandeur & de force où l'enfant s'est trouvé lors de sa naissance, & les degrés d'accroissement ordinaires aux fœtus, renfermés dans l'œuf de la poule, relatifs aux tems différens de l'incubation. Il y a bien de l'apparence que la nature se gouverne uniformément dans l'une & l'autre espèce, toujours en raison de leurs différences. Les jours de l'incubation sont presque fixes, comme les mois de la grossesse. Cependant on voit souvent des grossesses se terminer heureusement dans le commencement & à la fin du septième mois. Peut-être qu'on pourrait remarquer un semblable défaut dans l'incubation ; mais je ne pense pas que l'accouche-ment, au commencement du cinquième mois, puisse donner un enfant aussi bien conformé, d'une santé aussi stable, & aussi vigoureux que celui dont parle M. Maret.

Je conserve chez moi un fœtus dont une Sage-Femme m'a fait présent, il y a environ huit ans. Cet enfant m'a paru être bien conformé ; c'est un mâle ; les parties distinctives de son sexe se manifestaient clairement ; il a vécu quelques minutes, selon le rap-port de cette Accoucheuse, qui l'a ondoyé. Ne pou-vait-il pas se faire que ce fœtus n'ayant que vingt-huit à trente lignes de longueur, & par conséquent tiré du ventre de la mère au bout de six semaines, eût pris assez de degrés d'accroissement pour avoir vécu & s'être bien porté, si sa mère était accouchée de lui dans le cinquième mois ? Cette réflexion, qui semble opposée au résultat des observations qui ont été faites dans les différens tems de l'incubation, ne nous engagerait-elle pas à croire que la nature fait, dans quelques sujets, des exceptions à la règle géné-rale ? Elles sont rares, à la vérité : on a peine à les concevoir ; mais ce sont de ces jeux qui mettent tou-jours notre esprit dans le doute. Et comme, dans l'ordre de la société, ces sortes de phénomènes, auto-risés par une crédulité trop aveugle, seraient sujets à des inconvéniens, il est plus prudent de s'en tenir à

la

la négative, fur-tout quand il s'agit de donner un jugement appuyé fur les principes de l'art les plus inconteftables. C'eft pourquoi mon objection, tirée du fœtus que je conferve, devient d'autant moins férieufe, qu'il eft douteux fi ce fujet aurait pris un degré d'accroiffement affez confidérable, jufqu'au commencement du cinquième mois, pour vivre & jouir d'une fanté auffi robufte que celui qui fait le fujet de la confultation. Au refte, ceux qui veulent examiner plus à fond cette importante matière, doivent lire les Mémoires de M. Haller fur la formation du poulet.

§. I I I.

SUPERFÉTATION.

Œuf trouvé dans un œuf.

ALLANT faire ma vifite à l'Hôtel-Dieu, le 13 Mars 1778, je me trouvai au moment où l'on caffait des œufs. Un d'entre eux en renfermait un autre, dont la coque, auffi bien conformée que celle de l'œuf ordinaire, était nichée dans la partie inférieure la plus large du blanc. Le 22 Août 1780, on en trouva encore un à l'Hôtel-Dieu, contenu, comme le précédent, dans un œuf, avec cette différence qu'il n'avait point de coque, mais une membrane fort déliée, qui peu-à-peu s'eft épaiffie aux dépens de la subfiftance intérieure, qui paraiffait jaunâtre. Ils diffèrent encore en ce que le premier n'a point de jaune, & reffemble parfaitement aux œufs clairs. Je les conferve tous les deux dans mon cabinet, parmi d'autres morceaux d'hiftoire naturelle (1).

Quant à la caufe de ces phénomènes, je vais laiffer parler mon fils ; je ne puis rien ajoûter à l'explication qu'il en donne dans un de fes Mémoires, en date du 7 Septembre 1780.

« Les ouvrages du Créateur, dit-il, font autant de miracles, dont le développement eft au-deffus de notre intelligence ; tout ce que l'on voit dans la nature, enchante l'homme qui fe livre à fon étude ; c'eft envain qu'on veut pénétrer fes fecrets ; on n'en entrevoit que l'écorce ; il femble même que le plus petit des êtres, que comprennent les trois règnes, foit plus difficile à connaître que le plus grand, & que l'adreffe de l'Ouvrier fe foit cachée plus particulièrement dans ces objets qui paraiffent moins fixer notre attention. Qu'eft-ce qu'une puce, un pédiculaire, une mite, un ciron ? ce font des animaux fort méprifables aux yeux du vulgaire. Ils raviffent cependant ceux des Naturaliftes, qui voient avec un plaifir

---

(1) Parmi ces morceaux que je poffède, fe trouve une tortue fupérieurement difféquée & qui fait l'admiration des connaiffeurs ; elle eft l'ouvrage d'un Nègre qui m'en a fait préfent.

toujours nouveau que Dieu n'a pas pris moins de foin pour leur création, leur nourriture & leur confervation, que pour celles de l'homme ; que leur machine fe conduit felon les mêmes loix, & qu'ils font des éléphans relativement à des animaux plus petits. Les plantes n'excitent pas moins leur admiration ; le germe de leur production eft caché dans une graine prefque imperceptible, qui, développée par la chaleur & la corruption de fon corps, repréfente en petit l'arbre entier ou la plante qu'elle doit produire. La terre la tient dans fon fein, lui fournit un fuc qui en étend tous les linéamens : cette humeur ne ceffera de l'alimenter jufqu'à fa parfaite deftruction, produira un tronc, une tige, d'où fortiront des branches, des feuilles, des fleurs & des fruits ; l'air contribuera à fa nourriture & à fon accroiffement, par fes molécules qui s'introduiront par les pores de fes feuilles, de fon écorce, &c., relativement aux Obfervations inférées dans les premiers volumes de l'Académie Royale des Sciences.

Les minéraux n'ont point été négligés par l'Auteur de la nature ; le mélange des différens élémens renfermés dans le fein de la terre, forme des mixtes, d'où réfultent différens foffiles, métaux, demi-métaux, qui s'accroiffent & fe multiplient par l'incorporation des plus petites parties, prenent une confiftance convenable, & font connus fous le nom général de mines.

T 2

Si toutes ces choſes attirent notre admiration, je ne puis m'empêcher d'être étonné toutes les fois que je m'occupe de l'hiſtoire des ſuperfétations. Qui peut concevoir l'induſtrie de la nature ſouvent bizarre dans ſes productions, & quelquefois auſſi extraordinaire que merveilleuſe dans la multiplication de ſes êtres ? Mon père, Médecin des Hôpitaux, m'apporta un jour un œuf tout formé, qu'il avait trouvé dans un autre œuf ; & quelque tems après il m'en fit voir un autre, qui ne différait de celui-ci que parce qu'il n'avait point de coque, & n'etait couvert que d'une peau légère.

Ces phénomènes ſont aſſez rares ; ils ont mérité l'attention des plus célèbres Naturaliſtes. On conſerve un œuf renfermé dans l'œuf chez le Roi de Dannemarck : il eſt au nombre des curioſités qu'on voit dans ſon cabinet.

Ce qui s'obſerve dans l'œuf, ſe remarque auſſi dans les animaux & les plantes. On en voit qui dès leur naiſſance en contiennent d'autres, comme on peut s'en aſſurer à l'article Superfétation, dans le troiſième volume du Dictionnaire de Trévoux. On y rapporte, entr'autres, deux traits fort ſinguliers, tranſmis, l'un par Bartholin, & l'autre par Mentzelius, au ſujet de deux enfans femelles, qui ſont venues au monde groſſes d'un autre enfant.

Il ſerait fort difficile de rendre raiſon de la manière dont ſe forment ces ſortes de ſuperfétations. Si l'homme doit fa naiffance à l'œuf, felon le fyftème généralement reçu par les Phyficiens modernes, il n'eft pas douteux que l'hiftoire des enfans, dont parlent Bartholin & Mentzelius, ne doive fon origine à l'œuf renfermé dans l'œuf. En conféquence, il ne ferait pas étonnant qu'on eût trouvé un œuf contenu dans l'œuf de la poule. Cette particularité aurait des exemples dans ces exceptions de la loi générale, qui fait naître chaque être animé, féparément & fans concentration de germe; mais s'il fe trouve des germes concentriques, les œufs doivent l'être. Suppofons qu'ils le foient, ce qui eft conforme à cette rare obfervation, le germe fe développe, l'œuf intérieur & l'extérieur fe forment en même-tems, la coque devient la lymphe glutineufe qui entoure le jaune. C'eft le même gluten que le Baron de Haller (Prim. Lin. cap. 1.) admet comme le principe des parties folides du corps humain. On ne fe refufera pas à la folidité de ce fentiment, quand on examinera avec attention ce qui s'eft paffé dans le fecond œuf dont je viens de parler. Cet œuf paraiffait rond, parce que la lymphe jaunâtre n'était entourée que d'une pellicule mobile, qui eft devenue très-épaiffe aux dépens de la liqueur. Elle aurait été métamorphofée en coque dure, fi la poule n'eût pas fitôt pondu fon œuf, parce que la chaleur de l'animal aurait tellement rapproché ces parties du liquide, qu'il aurait acquis une confiftance dure. J'ai coupé cette membrane; J'ai obfervé qu'au-deffous d'elle il y en avait encore une autre plus folide que celle que j'avais remarqué en premier lieu. Elle enveloppait le refte de liqueur qui n'avait point été abforbé. Il y a donc deux membranes concentriques, l'une qui fert à renfermer le gluten deftiné à la formation de la coque, & l'autre pour retenir le liquide dans lequel eft renfermé le poulet, & qui doit fournir à fa nourriture; par conféquent dans les œufs dont j'ai parlé, il y avait autant d'enveloppes concentriques qu'il en fallait pour conferver les liqueurs glutineufes ou jaunes qu'on remarque ordinairement dans chaque œuf.

Je ne puis pas porter plus loin mes réflexions, attendu qu'un humanifte, âgé feulement de quinze ans, n'entend rien dans les matières phyfiques, & que ce que j'ai dit qui y a rapport, ne s'eft développé en moi que par la voie d'obfervations & les lumières encore faibles de ma raifon ».

L'Académie de Dijon, dans fon hiftoire litté-raire pour l'année 1781, a fait une mention très-diftinguée de ce mémoire : c'eft un honneur que ne méritait pas la médiocrité de l'ouvrage, & auquel mon fils & moi, nous avons été très-fenfibles.

Le grand Buffon me marque, dans une de fes lettres, que ce vice de conformation dans l'œuf eft très - commun. M. de la Tourette, Secrétaire per-pétuel de l'Académie de Lyon, mande à-peu-près

la même chofe à mon fils ; l'autorité de ces fçavans eft très-refpectable, rien n'a échappé & n'e-
chappe encore à leurs yeux ; ils me permettront
néanmoins de dire ici, qu'à la vérité on trouve
quelquefois des œufs couverts feulement d'une membrane legère & fans coque ; mais rarement & prefque jamais des œufs avec coque & tout conformés,
renfermés dans d'autres œufs ; je fuis foutenu dans
cette opinion par les auteurs du grand Dictionnaire
de Trévoux, qui citent comme un phénomène celui
que l'on montre dans le cabinet du Roi de Dane-
marck. Eft - il à préfumer que ces fçavans euffent
été chercher dans un royaume étranger un exemple
de cette production, fi le nôtre en fourniffait fouvent?

§. I V.

Hermaphrodite.

J'ai moi-même vifité l'Hermaphrodite Drouart.
Voila ce que j'ai obfervé : ce fujet qui me paraiffait
âgé de trente ans, avait une verge de même que
l'homme, mais imperforée ; plus bas fe voyaient les
parties naturelles de la femme ; il lui manquait les
petites lèvres ; le vagin était plus étroit qu'on ne
l'obferve ordinairement dans les filles adultes ; le
clitoris était à peine vifible ; l'érection de la verge
fe faifait momentanément ; le relâchement fuccédait

prefqu'auffi-tôt; il n'avait pas de barbe au menton; les parties de la génération & la fuperficie du corps étaient peu couvertes de poils; les mamelles étaient formées comme dans la femme, mais fans mamelons; il y avait une legère concavité dans l'endroit où il fe trouve. Ce prétendu hermaphrodite était reglé tous les mois, reffentait peu de defirs pour l'acte de la génération, avait l'air féminin, ainfi que le fon de voix, de forte qu'au membre viril prés c'était une fille fort étroite, avec laquelle un homme formé n'aurait pas pu confommer l'œuvre de la génération. M. Hoin, célèbre chirurgien, de Dijon, en a donné une defcription fort intéreffante.

§. V.

Petite Fille monftrueufe.

LES productions de la nature font uniformes; fi quelquefois elles paraiffent s'écarter des loix générales auxquelles le Créateur les a affujetties, c'eft toujours pour offrir à l'œil pénétrant du Phyficien des phénomènes qui l'étonnent, & peuvent mettre en défaut fon expérience & fa fagacité. L'hiftoire que nous allons rapporter fervira à démontrer la vérité de cette propofition; elle dévoilera une de ces bizarreries qu'on appelle *jeux de la nature*, qu'il eft avantageux de publier, tant pour fatisfaire la curiosité, que pour donner lieu à des réflexions, propres à favoriser le progrès des connoissances physiologiques & pathologiques.

Au commencement du mois de Décembre 1768, je rencontrai un Chirurgien de notre ville, avec lequel je conversai sur quelques maladies qui concernaient son art : notre entretien se termina bien vîte, quand il m'apprit qu'il allait faire l'ouverture d'une petite fille, que l'on disait être monstrueuse, décédée trois ou quatre minutes après sa naissance. Je témoignai le desir que j'avais d'assister à cette opération : nous nous transportâmes en conséquence dans la maison d'un Tapissier, dont la femme venait d'accoucher de cet enfant ; j'y trouvai un de mes confrères & la Sage-femme, qui tous deux étaient impatients de s'instruire dans tout leur détail des phénomènes qu'ils ne faisaient qu'entrevoir. Si-tôt que j'apperçus le cadavre, j'examinai avec la plus scrupuleuse attention la figure & la situation des parties extérieures, & vis avec beaucoup de surprise :

1°. Que ce sujet venu au terme ordinaire des accouchemens, était né sans fesses.

2°. Qu'il n'en restait de vestiges que trois raies, dont deux latérales, demi-circulaires, & une intermédiaire longitudinale, qni se perdait à l'endroit où l'on observe ordinairement l'anus.

3°. Qu'elles étaient gravées légèrement fur une élévation ou tumeur confidérable, liffe, polie, fort blanche, un peu pâteufe au toucher.

4°. Que cette tumeur prenait fa naiffance à la quatrième des vertèbres lombaires incluſivement, couvroit toute la région des lombes, paffait entre les deux cuiffes, & fe terminait à la partie fupérieure de la fymphife des os pubis, de manière qu'elle s'étendait fur toute la fuperficie des os des ifles, l'*ilium*, l'*ifchion* & le *pubis*, autrement dits *os innominés*, & rempliffait le vuide que laiffe dans l'état naturel la grande raie, ou finuofité profonde, qui fépare les deux feffes.

5°. Qu'au-deffus de la fymphife, dont nous venons de parler, étoit fitué l'anus.

6°. Que feize à dix-fept lignes au-delà on découvrait cette petite fente que le célèbre Winflow appelle *finus* ; mais que nous connaiffons fous les termes de *pudendum*, d'*ouverture du vagin*, &c, &c.

7°. Que beaucoup plus loin était le nombril, fort voifin du cartilage xyphoïde, par rapport au déplacement des parties inférieures ; on obfervait néanmoins que l'*anus*, le *pudendum* & le *nombril* gardaient entre eux la diſtance qui leur eſt naturelle.

8°. Le reste du corps ne nous offrant rien à l'extérieur qui méritât l'attention, nous fîmes ouvrir la tumeur ; il en sortit une grande quantité d'eau huileuse, qui entourait une masse de sang caillé, fort rouge, nullement dégénéré, qui tenait lieu des muscles fessiers.

9°. Dessous ce sang, que l'on eut soin d'enlever, nous apperçûmes deux tumeurs rondes, raboteuses, dures, cartilagineuses, l'une placée à droite, l'autre à gauche, adhérantes à l'*ischion*; on eut dit qu'elles ne formaient avec lui qu'un seul & même corps.

10°. L'ouverture en ayant été faite, on retira de chacune d'elles une cuillerée d'eau très-limpide, renfermée dans une cavité dont les parois étaient fort unis & luisans.

11°. Nous nous proposions de ne pas porter plus loin nos recherches, lorsqu'il me vint en pensée que le déplacement de l'anus aurait pu être occasionné par le prolongement de la tumeur, parce que l'anus, en suivant l'impression de la peau, aurait entrainé le *rectum* jusqu'au-dessus de la symphise des os pubis, ce qui aurait formé une nouvelle espèce de hernie ; mais je vis avec plaisir que ma conjecture ne s'accordait pas avec l'œuvre de la nature ; l'anus & l'intestin *rectum* allaient directement du dehors en dedans de la capacité du bas-ventre au-dessus de la symphise, dont nous avons parlé.

12°. Il nous fut impossible de découvrir l'oura-que, cette membrane, si célébrée par les Winslow, les Drelincourt, & autres Anatomistes, qui, dans le fœtus, établit une communication intime entre la vessie & le cordon ombilical pour un usage que l'on range encore dans la classe des problêmes.

D'après ces observations, que je viens de crayonner de la manière la plus simple & la plus fidèle, il ne me restait plus qu'à tirer les corollaires suivants, relatifs à la formation primitive des parties solides du corps animal.

PREMIER COROLLAIRE.

La Graisse n'est autre chose qu'une huile lymphatique, qui, se séparant de la masse du sang, se dépose dans le tissu cellulaire de la peau pour y former un corps d'autant plus solide, qu'il se fait par la transpiration insensible une plus grande évaporation de lymphe; je dis *insensible*, parce que les sueurs sont le plus souvent l'annonce de la dissolution & de la destruction de cette matière onctueuse.

II. COROLLAIRE.

LA trop grande quantité de lymphe ou de fels lixiviels s'oppofe à fa formation, ou caufe fa diffolution, comme on l'obferve journellement dans les hydropiques & les phtyfiques.

III. COROLLAIRE.

LA partie charnue des mufcles eft conftruite en grande partie par les globules rouges du fang ; il en eft de même de la partie parenchymateufe du foie, de la rate, &c, &c, comme je l'ai obfervé plufieurs fois dans les lapins.

IV. COROLLAIRE.

LES parties nerveufes, tendineufes, cartilagineufes, membraneufes, font produites par une même lymphe plus ou moins glutineufe, ou le gluten du célèbre Haller, notre refpectable protecteur & correfpondant.

V. COROLLAIRE.

LA tumeur eft le réfultat de la défunion des parties fluides, qui doivent concourir à former la

graiſſe , les muſcles , les tendons , les tégumens,
le périoſte & autres membranes ; car les ſolides,
quelqu'ils ſoient, n'exiſteraient pas s'il ne ſe trouvait
dans le ſang des parties fluides de différente nature , propres à les former & à diverſifier leurs
eſpèces.

Il réſulte encore de nos remarques deux problêmes aſſez difficiles à réſoudre.

Problême premier.

Les trois raies que nous avons vues, & qui étaient
gravées ſur la tumeur, ne ſont-elles pas une preuve
que les feſſes ont été formées au commencement
de la groſſeſſe ; telles ſont les raies que l'on remarque ſur la peau du ventre des perſonnes du ſexe
qui ont eu des enfants ; au moins peut-on mettre
en queſtion ſi cette tumeur a été naturelle ou accidentelle.

Problême II.

Le même doute peut s'élever, & la même queſtion
propoſée à l'égard du déplacement de l'anus ; n'aurait-il pas pu arriver que la maſſe informe, qui a
occaſionné la tumeur , eût pouſſé l'anus au-delà
de ces bornes, & l'eût fait paſſer ainſi que l'inteſtin *rectum*, entre les deux os pubis, dans le tems

que le cartilage qui les unit n'était pas encore solide.

Ces corollaires & ces problêmes n'étant à mes yeux que des conjectures, je ne les aurais regardé comme assertions, qu'autant que Messieurs de l'Académie Royale des Sciences eussent pensé qu'ils étaient une conséquence naturelle des observations que la petite fille monstrueuse nous a fournies ; cette Compagnie, au jugement de laquelle je me soumis avec plaisir, crut qu'il ferait peut-être bien difficile d'assigner une cause probable à un dérangement de cette espèce, & fit insérer cette observation dans son histoire pour 1772, *première partie*, *page 24* ; elle m'a donné dans cette occasion une marque d'estime à laquelle je suis fort sensible, & je lui ai depuis témoigné plus d'une fois ma reconnaissance (1).

______

(1) Il m'a été assuré dans la maison de la mère que cet événement malheureux n'aurait point eu lieu si cette femme de Tapissier n'avait été frappée à la vue d'un enfant représenté sur la tapisserie, dans une posture peu décente ; ce qui nous porte à le croire, c'est que la même personne est accouchée depuis de douze enfans de différent sexe, sans qu'on ait apperçu dans aucun d'eux la plus petite difformité.

§. VI.

Enfant presque roué, dont le corps formait sur la partie antérieure du tronc deux gouttières, placées l'une à côté de l'autre, ce qui a donné lieu à un accouchement laborieux.

L'Ame agit sur le corps, excite en lui divers mouvemens, & y opère certains changemens favorables, ou contraires à l'économie animale.

Le corps de son côté, frappé par les objets extérieurs, transmet à l'ame, par le moyen des nerfs, ses ambassadeurs, les impressions qu'il a reçues, la meut, l'étonne, la tranquillise, la détermine dans ses irrésolutions, lui procure du plaisir ou l'afflige selon qu'il est lui-même affecté.

Cette action réciproque est l'effet naturel de l'union intime, établie entre l'une & l'autre substance pendant le cours de la vie; elle est si grande, qu'elles participent en commun dans presque toutes les circonstances aux avantages ou préjudices qui leur arrivent en particulier.

Il n'est pas une personne instruite qui ne soit pleinement convaincue de la vérité de ces assertions.

Si nous voulions porter plus loin nos vues, & connaître de quelle manière s'est formée & s'entretient cette correspondance mutuelle, notre démarche deviendrait

deviendrait inutile, & notre génie, trop borné pour pénétrer un secret que le créateur n'a pas voulu révéler, serait humilié au premier pas.

D'après ces principes, que la raison avoue, ne nous épuisons pas en raisonnemens pour déterminer par quel méchanisme une femme enceinte imprime sur le corps de son enfant la figure d'un objet extérieur, qui aura frappé son imagination ; contentons-nous de rechercher, par la voie de l'observation, si le pouvoir de l'ame s'étend jusqu'à agir sur un être avec qui elle n'a qu'un rappport indirect, ou plutôt qui lui est étranger ; je dis *étranger*, parce que la mère & l'enfant font deux individus distincts, qui ne forment société pendant l'espace de neuf mois, qu'en raison de la nourriture que doit fournir la mère pour le développement, l'entretien & l'accroissement du fœtus.

Pour parvenir à la solution de ce problême, j'ai fait part en 1775 à MM. de l'Académie Royale des Sciences, de l'histoire d'un accouchement devenu laborieux par les vices de conformation d'un enfant presque roué dans le ventre de sa mère, dont l'imagination avait été frappée pendant sa grossesse à la vue d'un objet difforme.

Madame....., âgée d'environ vingt - trois ans, d'un tempérament sanguin, d'une taille avantageuse & déliée, d'une figure fort agréable, étant devenue enceinte dans le mois de Mai 1774, fit une partie

de campagne avec une de fes amies dans le courant
de Juillet; & comme il eft affez d'ufage que les
femmes fe prêtent de mutuels fervices dans leurs
habillemens, lorfqu'elles n'ont pas leurs femmes-de-
chambre, elle ne manqua pas d'offrir les fiens;
mais tandis qu'elle habillait fa compagne, elle re-
marqua avec beaucoup de furprife fur fa poitrine
une difformité qui confiftait en un enfoncement
confidérable du fternum & des cartilages : cette
concavité repréfentait au naturel un de ces canaux
de fer-blanc, deftinés à recevoir les eaux pluviales,
qu'on voit fous les toîts des bâtimens. La furprife
de cette Dame fut accompagnée d'un mouvement
dont elle ne fut pas maîtreffe; l'impreffion qu'elle
reçût la fuivit par tout jufqu'au moment de fon
accouchement, dont voici le détail.

Le 5 Février 1775, M. Lefferé de Villemé,
Chirurgien de notre ville, fut appellé fur les onze
heures du foir, pour accoucher cette Dame. Les
premières douleurs avaient fait percer le bain; au
premier attouchement, l'Accoucheur s'apperçut que
la dilatation de la matrice n'était pas affez fenfible
pour fe flatter d'une délivrance prochaine; les douleurs étaient éloignées les unes des autres, & ne
faifaient fur l'orifice de cet organe qu'une légère
impreffion. Les chofes reftèrent dans cet état jufques
fur les deux heures du matin, tems où les douleurs
devinrent plus fortes, plus longues & plus fréquentes;

la dilatation de la matrice se fit alors de manière à pouvoir s'assurer de la partie que l'enfant présentait à l'introduction du doigt ; le Chirurgien ne sentit qu'un corps mol au lieu de tête ; il attendit encore jusqu'à ce que les douleurs devinssent expulsives ; elles ne tardèrent pas : il introduisit pour lors sa main, qui saisit une masse charnue immobile, représentant un pain de sucre ou cône, dont la pointe serait renversée ; il s'imaginait que l'enfant présentait les fesses, ce qui lui fit chercher, mais en vain, le pli des aînes ; il se servit, sans rien amener, du forceps de M. Levret, parce que cettte masse était figurée en pain de sucre.

Sa main fut de nouveau introduite, dans la vue de saisir les pieds ; mais il ne sentit ni jambes, ni cuisses, ni pieds.

Pendant ce tems, la malade tombait tantôt dans des défaillances qui faifaient craindre pour sa vie, & tantôt elle était agitée par des mouvemens convulsifs ; ce qui détermina M. Lesseré à placer la malade sur les pieds du lit, de façon que le siége fût plus élevé que la tête ; la main encore une fois introduite, ne put découvrir les membres de l'enfant.

Les douleurs étant devenues plus faibles & fort éloignées les unes des autres, on mit la souffrante dans son lit ; on glissa dessous elle un oreiller ; on lui fit prendre une potion cordiale ; les douleurs se réveillèrent, furent fréquentes, violentes

fives; l'Accoucheur recommença fa manœuvre, &
l'enfant vint par le fiége, comme il s'y était attendu;
quand il voulut faire la ligature du cordon, il s'apperçut que ce corps paffait entre les cuiffes, qui
étaient repliées fur le ventre, & les jambes qui
l'étaient fur la poitrine, de manière que les os
pubis au lieu d'être convexes extérieurement, comme
ils le font dans leur état naturel, étaient concaves;
les mufcles droits étaient, pour ainfi dire, collés
fur les vertèbres, & fourniffaient aux cuiffes une
creufée pour les loger; les hypocondres droits &
gauches formaient en leur faveur une enveloppe qui
faifait qu'il ne fe trouvait pas entr'eux deux travers
de doigt de diftance.

Les genoux étaient nichés fur la région du foie,
les jambes fur le fternum, & les cartilages des
côtes, ces parties offeufes ordinairement fi convexes,
étaient enfoncées à ce point de ne laiffer entre elles
& les vertèbres dorfales que l'épaiffeur d'un pouce;
les pieds étaient logés dans un enfoncement contre
nature, aux dépens des clavicules & de l'apophyfe
acromion.

Le rebord des côtes & les tégumens de la poitrine
fervaient d'enveloppe aux jambes, de forte que ce
ne fût qu'après avoir employé de grands efforts que
M. Lefferé put les tirer (paffez-moi l'expreffion)
de leurs moules; l'empreinte des cuiffes, des jambes
était, on ne peut pas mieux, tracée.

Après avoir délivré ces petits membres de leur prifon, l'Accoucheur fit la ligature & la fection du cordon; l'enfant, qui d'ailleurs était bien conformé, fut ondoyé, & n'a vécu que quelques minutes.

M. Leſſeré viſitant de nouveau ce ſujet, trouva le ſternum adhérent aux vertèbres, & le bout des côtes, qui donne attache aux cartilages, formant une éminence ou apophyſe groſſe comme une noiſette, qui chacune rendit l'extraction de l'enfant plus pénible; car il ſemblait que chacune d'elles ne pouvait paſſer ſans faire contracter la matrice.

Les parens ſe ſont oppoſés à l'ouverture de ce monſtre, qui fut mis au monde en préſence de cinq perſonnes.

§. VII.

ENFANT né ſans mâchoire ſupérieure, & à qui il manquait un des os palatins & du nez.

La nature trop prodigue à l'égard de certains ſujets, ſe montre trop avare envers d'autres; l'exemple ſuivant en démontre la vérité.

Le 30 Octobre 1775, je me ſuis tranſporté au fauxbourg Saint-Martin-lès-Saint-Julien, chez la nommée Groſprêtre, pour y examiner & viſiter un petit enfant né depuis environ cinq jours, qu'on avait expoſé ſur le ſeüil de la porte de notre Hôtel-Dieu; on me l'avait annoncé comme un ſujet monſtrueux, digne de la curioſité des Naturaliſtes ; j'ai remarqué effectivement que la moitié de la lèvre ſupérieure manquait, tandis que l'autre moitié retirée ſur elle-même au-deſſous de la narine droite, formait deux bourgeons charnus, ronds, polis , unis, comme deux glandes conglobées, jointes l'une à l'autre, d'un volume fort inégal ; le plus gros, placé ſupérieure-ment, ſoutenait la narine droite, qui n'était inté-reſſée en aucune manière, tandis qu'il ne reſtait de la narine gauche que ſa portion ſupérieure, unie' avec la peau, qui couvre l'os de la pomette, & que l'on voyait ſuſpendue comme l'aîle d'un oiſeau, faute d'apophyſe naſale , qui lui ſervit de ſoutien ; on ſe figurera aiſément que cette ſingularité devait avoir lieu, puiſque l'Auteur de la nature avait refuſé à cet enfant , non-ſeulement l'os propre du nez & la lèvre ſupérieure, mais encore la mâchoire, exceptées ces deux portions latérales où ſont ordinairement implantées les dents molaires. On aurait dit qu'on eût ſcié artiſtement cette mâchoire dans les deux points déſignés.

Outre ces défauts, on en obſervait un autre, qui n'était pas moins curieux, & qui, je crois, n'a pas encore été remarqué par les Anatomiſtes.

Tous les gens de l'art ſçavent que la voûte du palais eſt formée par l'aſſemblage des deux os, dits *palatins*, & de deux autres, dits *maxillaires* ; or, comme notre enfant était privé de la plus grande

partie de la mâchoire fupérieure, on conçaît facilement que la voûte du palais était imparfaite, &
qu'on ne pouvait, tout au plus, en obferver que
les portions formées par la partie interne des os
maxillaires; mais j'avoue avec fincérité que je fuis
tombé dans le plus grand étonnement, lorfque j'ai
vu que la nature, en vraie marâtre, avait refufé de fe
prêter à la formation de la moitié de la voûte du
côté gauche, qu'il n'exiftait de l'os palatin, qui y
répond, qu'une petite lame d'une figure conique,
dont la bafe, large de trois lignes, regardait la
gorge, & formait par fon union, avec l'autre moitié
de la voûte & de l'éfophage, un canal propre à
donner paffage aux alimens.

D'après ce tableau que je viens de crayonner, on
fera faifi d'horreur, lorfqu'on fe préfentera la caverne
affreufe à laquelle ces défauts de parties offeufes ont
donné naiffance; ce finus s'étendait jufqu'à l'os cri-
bleux, appellé *ethmoïde*, & je penfe qu'avec un
peu d'attention on eût pu découvrir la felle turchique, autrement dite *os fphénoïde*, de la même
manière qu'on appercevait le *vomer* dans cet enfant
mâle, qui du refte paraiffait bien conformé.

Ce fujet, contre toute efpérance, a vécu trois
femaines, paraiffant jouir d'une fanté parfaite; on
le nourriffait avec le lait de vache; il pouvait vivre,
mais ne pas pouffer loin fa carrière. Comment ré-

fister aux différentes impreſſions de l'air qui ſe reti-
rait dans cette caverne ?

§. VIII.

ENFANT venu au monde, les jambes croiſées comme un Tailleur.

L'IMAGINATION des femmes groſſes les rend
attentives à différens objets, ſur-tout à ceux qui ſe
font remarquer par quelque difformité; ils font ſur
elles une ſi grande impreſſion, que l'on voit journellement beaucoup d'enfans en porter l'empreinte,
les défauts & même les vices de conformation; auſſi
nous obſervons dans les uns la figure d'une ceriſe,
dont la couleur devient plus vive dans le tems où
ce fruit mûrit; & dans d'autres, celle d'une olive,
d'une truffe. J'ai vu dans une femme la marque
des fleurs de lys gravées ſur un de ſes pieds; j'en
ai connu une autre dans le Languedoc qui portait
ſur ſon viſage la figure d'un lièvre que pourſuivait
un chien de chaſſe; ces deux animaux étaient peints
d'après nature. On en voit certaines accoucher
d'enfans monſtrueux, après avoir été frappées à la
vue de ſujets difformes, ou d'aminaux qui leur ont
cauſé de l'effroi, & qu'elles ſe font plû à conſidérer avec le plus grand intérét.

C'eſt pourquoi, il eſt fort dangereux d'offrir à

l'imagination des femmes enceintes des portraits difformes, de leur raconter l'histoire de monstres, dont l'idée peut être désagréable, & troubler l'esprit par des représentations qui s'identifient souvent avec le fruit qu'elles portent; il l'est encore plus de les leur représenter en original. Les conséquences fâcheuses qui en résultent sont trop fréquentes pour que la bonne police ne les écarte pas du sein de la société plus soigneusement qu'elle ne le fait; je citerai entre autres l'exemple suivant, il prouvera évidemment que les différentes impressions que l'ame reçoit dans le cours de la grossesse, décident absolument du sort de l'enfant, & qu'il est essentiel que rien de difforme ne trouble & ne frappe la mère pendant un tems aussi précieux.

On connaît à Auxerre l'enfant d'un Vigneron, né avec un vice de conformation, qui l'empêche de marcher. La partie inférieure d'une de ses jambes est croisée sur l'autre, & son pied entièrement renversé en dedans; cette homme, âgé maintenant de près de quarante ans, parcourt les rues avec des béquilles, demande l'aumône, & s'appuie très-légèrement sur le pavé, en sorte qu'il fait sa route comme suspendu sur ses appuis. La femme d'un Courrier s'avise de considérer avec trop d'attention cet infirme; frappée de sa triste situation, elle ne peut écarter de son esprit l'idée qu'elle en conçoit; elle accouche au terme ordinaire, & met au monde un garçon dont les jambes & les cuiſſes étaient croiſées comme celles d'un Tailleur; elles étaient appliquées l'une ſur l'autre avec tant de fermeté qu'il fut impoſſible de les ſéparer; ſes pieds étaient renverſés, de manière que la plante du pied ſe préſentait en devant & ſupérieurement, & ſa partie convexe du côté oppoſé; ils étaient tournés en dedans & privés de l'os principal qui ſert de ſoutien à tout le corps, je veux dire, du *calcaneum*: il était en conſéquence décidé que cet enfant ne pourrait jamais marcher qu'avec des béquilles, à l'imitation de celui que la mère avait malheureuſement fixé avec trop de perſévérance; mais la mort de ce ſujet, arrivée quatre mois après ſa naiſſance, délivra ſes parens du chagrin qu'ils avaient de vivre avec un enfant ſi mal conformé.

M. Leſſeré père, Chirurgien-Major des Hôpitaux, ma raconté qu'il avait vu un enfant dont la tête reſſemblait à une hure de ſanglier; les collections académiques ſont remplies d'exemples de difformités à peu-près ſemblables, qui ſont trop connus pour croire que l'imagination des femmes ne contribue pas aux événemens qui paraiſſent ſortir de la claſſe ordinaire des choſes, ſur-tout lorſqu'on voit qu'ils ont un rapport immédiat avec les objets dont elles ſe ſont occupées. *Voyez les paragraphes précédens* V & VI.

LETTRE Iere.

M. de Buffon à l'Auteur.

VOTRE lettre, Monfieur, du 19 Octobre dernier, vient de m'être renvoyée à Paris, & je ne puis que vous marquer ma reconnaiffance de tous les fentimens que vous avez la bonté de me témoigner. Je lirai avec empreffement cet Ouvrage que vous m'annoncez, perfuadé que vous y aurez porté les lumières & le génie qu'il faut pour démêler dans la marche de la nature la caufe de fes écarts.

J'ai l'honneur d'être, avec une refpectueufe confidération, Monfieur, votre très‑humble & très‑obéiffant ferviteur,

le Comte de BUFFON.

Au Jardin du Roi,
ce 6 Novembre 1784.

LETTRE II.

L'Auteur à M. de Buffon.

JE m'empreffe, Monfieur, de m'informer de l'état de votre fanté, & de vous prier de recevoir l'affurance de mon attachement & des vœux que je forme journellement pour votre confervation , qui devient de plus en plus précieufe au monde fçavant , dont vous êtes l'ornement & la gloire ; mes fentimens ne peuvent point paraître équivoques ; je ne fuis que l'organe de la voix publique ; le Pline français fera toujours l'objet de mon admiration & de mes hommages.

On me marque , Monfieur , que l'ouvrage que j'ai eu l'honneur de mettre fous vos aufpices & que vous avez bien voulu agréer , ne pourra paraître que dans trois mois ; je m'eftimerai pour lors trop heureux fi vous voulez bien l'honorer d'un de vos regards ; cette marque de votre attention me ferait contraĉter une dette éternelle de reconnaiffance , mais n'ajouterait rien aux fentimens que je vous ai voués.

Ma fanté fe reffent de l'inclémence de la faifon ; mon infirmité réveille toujours ma fenfibilité à chaque révolution de tems & ne me permet pas de faire pour la République des Lettres autant que je le defirerais ; la diffipation convient à mon état, & je me trouve en quelque façon foulagé , lorfqu'après avoir fait mes vifites auprès des malades , je rentre dans mon cabinet & reprens mes travaux académiques.

Auxerre ,
ce 4 Janvier 1785.

LETTRE III.

M. de Buffon à l'Auteur.

Je reçois, Monfieur, avec toute fenfibilité les marques d'amitié que vous avez la bonté de me témoigner, & je lirai avec empreffement votre ouvrage, dès qu'il fera publié; je fais auffi des vœux pour votre fanté, vous avez bien du tems devant vous pour la rétablir; cependant à tout âge il faut fe ménager fur le travail d'efprit & même fur l'exercice du corps; je ne me foutiens à mon grand âge que par cette compenfation accompagnée d'une conftante fobriété.

J'ai l'honneur d'être, avec une refpectueufe confidération, Monfieur, votre très-humble & très-obéiffant ferviteur,

le Comte de BUFFON.

Au Jardin du Roi,
ce 17 Janvier 1785.

LETTRE IV.

L'Auteur à M. de Buffon.

Je fuis défolé, Monfieur, de ce que mon Libraire ne m'a pas expédié plutôt les exemplaires de mon

perit ouvrage, qui n'a été imprimé qu'à la fin
de l'année dernière; empreſſé de vous l'envoyer,
je n'aurais point laiſſé paſſer le premier jour de
l'année ſans joindre à ma conſécration & à mes
hommages que vous avez bien voulu recevoir, les
vœux que je ne ceſſe d'adreſſer au Ciel pour la
conſervation des jours de notre Pline, ſi précieux
à la République des Lettres, & à moi en particulier; je deſirerais que mon opuſcule répondit à la
dignité de vos écrits; mais dans cette circonſtance,
je vous prie de me conſidérer comme une fau-
vette qui ſe recrée à la faveur de quelques rayons
du ſoleil qui a daigné l'echauffer & à qui elle
rend graces de ſon bienfait journalier.

Auxerre,
ce 14 Février 1786.

LETTRE V.

M. de Buffon à l'Auteur.

IL y a déjà quelque tems, Monſieur, que l'on
m'a remis de votre part deux exemplaires très-bien
reliés de votre ouvrage ſur les Écarts de la Nature.
J'en accepte un pour moi avec toute reconnaiſſance,
mais il faut que vous ayez la bonté de me dire à
qui vous deſtinez l'autre; je n'ai tardé à vous faire

réponse que pour prendre le tems de lire ce bon
ouvrage, & c'est avec satisfaction que j'ai vu la
justesse de votre discernement & la précision de
vos observations qui toutes sont fort intéressantes;
comme je vais passer la saison d'été à Montbard,
je serais enchanté que vos occupations vous permis-
sent de venir y faire un petit séjour, j'aurais le
plaisir de vous témoigner de vive voix les sentimens
d'estime & de considération que vous méritez,
Monsieur, & avec lesquels j'ai l'honneur d'être votre
très-humble & très-obéissant serviteur,

le Comte de B U F F O N.

Au Jardin du Roi,
ce 15 Mars 1786.

L E T T R E V I.

L'Auteur à M. de Buffon.

J E suis fort reconnaissant, Monsieur, du jugement
favorable que vous avez porté sur mon petit ouvrage; l'accueil gracieux que vous lui faites est un
acte de complaisance dont il tire son plus grand
mérite; je désirerais trouver des occasions fréquentes
de surprendre la nature dans ses jeux, & de lui
tirer ses secrets; ce serait vous témoigner plus di-
gnement combien j'honnore votre talent d'observa-
teur & d'historien des prodiges de cette mère admi-

rable, qui fait connaître à chaque pas la touche du Créateur, & qui porte l'homme fenfible & vertueux à le reconnaître & à l'adorer. Nous ne fommes occupés journellement qu'à redreffer le mieux qu'il eft poffible la nature altérée par mille caufes cachées; elle travaille avec nous; nous ne fommes pas toujours affez heureux pour être à l'uniffon de fon induftrie; voilà nôtre défagrément: pour vous, Monfieur, vous la confidérez dans fon beau, vous en êtes le fcrutateur idolâtre, tout excite & anime votre zèle, toujours nouveau plaifir; quel bonheur! nous fommes juges; mais à titres différens, quoique réunis dans un même cercle.

Je fuis fort fenfible à votre agréable invitation; je m'y rendrai certainement, fi mon infirmité, la faifon & mes occupations le permettent.

J'ai eu l'honneur de vous offrir, Monfieur, deux exemplaires de mon ouvrage; je penfe que vous en ferez part d'un à M. Daubenton, votre cher ami & collègue dans l'Hiftoire Naturelle, fi digne de vos foins & qui a fi bien profité de vos travaux; je n'oferais pas vous prier de faire cette démarche pour moi, fi vous ne m'aviez fait preffentir qu'un feul exemplaire vous fuffifait, & fi je ne penfais vous être agréable en l'offrant à une perfonne auffi digne de l'eftime publique que l'eft M. Daubenton. Je vous prie, Monfieur de me conferver la vôtre.

Auxerre, ce 23 Mars 1786.

MÉMOIRE

MÉMOIRE X.

GLANDE DÉCOUVERTE DANS L'OREILLE INTERNE.

Présenté à l'Académie Royale des Sciences de Bordeaux.

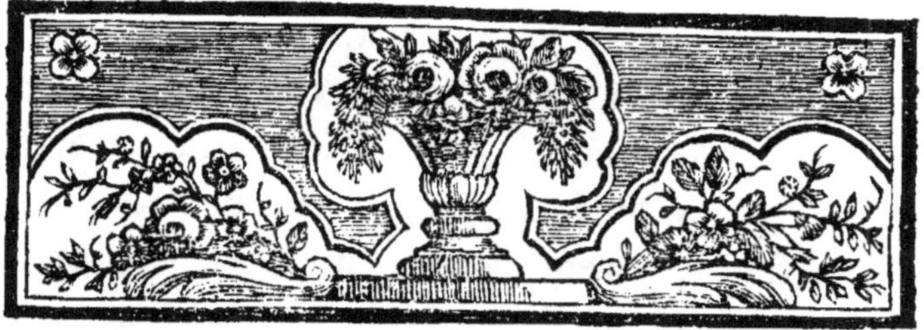

MÉMOIRE X.

Tous les organes des sens ont leurs glandes qui
servent à fournir les humeurs nécessaires à leurs
fonctions; le cerveau prépare une liqueur qui s'introduit dans les tuyaux des nerfs d'une structure
fort serrée, donne à ces cordons, ministres du sentiment, la souplesse & l'activité convenables; sans
ce suc fin & délié, le sistême nerveux refuserait
son ministère qui ne se termine qu'avec la vie;
par conséquent l'on verrait s'éteindre & la sensibilité & le mouvement musculaire.

L'œil est composé d'humeurs & de membranes
qui, par leur diaphaneité, tiennent lieu de verres
optiques, au milieu desquels les rayons du soleil
viennent se rendre comme dans un point, un

foier, qui reçoit l'empreinte de tous les objets extérieurs, de manière qu'ils y font peints d'après nature ; alors l'ame les apperçoit, les confidère d'après les réfractions perpétuelles qui s'opèrent, quand la lumière, réfléchiffant les objets, pénètre les différents milieux que fes traits ont à parcourir.

Tant que les réflexions & réfractions ne trouvent pas dans les chambres du globe de l'œil des obftacles à la réunion des rayons de lumière repréfentatifs, l'œil eft eftimé fain ; il eft fpécialement confervé dans cet état, non-feulement par la qualité des liqueurs contenues dans l'intérieur de l'œil & le poli de fes membranes, mais encore par une férofité contenue dans les glandes qui tapiffent les paupières, dans la glande lacrimale & dans ce réfervoir appellé fuc lacrimal qui devient le fiège de la fiftule, lorfque cette liqueur féreufe y féjourne trop long-tems, qu'elle y contracte un degré de corrofivité, ou devient fi épaiffe qu'elle ne peut en fortir.

La langue, cet organe fi utile, fi agréable, tant par les paroles qu'elle exprime, que par les fons, l'harmonie du chant & l'œuvre de la digeftion, ferait incapable de produire de fi grandes merveilles, fi elle n'était continuellement humectée, lubrefiée, mife en mouvement par les glandes maxillaires, les palatines &c. qui répandent fur elle cette rofée falutaire, admirablement bien travaillée pour la diffolution des aliments.

L'odorat a fon fiège dans cette membrane nerveu

fe qui revêt l'intérieur du nez, qui fe porte même fur la partie inférieure de l'os ethmoïde ; tout le monde fçait que cette enveloppe eft munie d'un grand nombre de petites glandes qui abreuvent les nerfs d'une fi grande quantité de liqueur, que le fuperflu eft ce que nous connaiffons fous le nom de *morve ;* elle eft quelquefois fi abondante, fur-tout dans l'enchifrenement, appellé *coriza*, rhume de cerveau ; qu'elle charge des mouchoirs, qu'on eft obligé de changer fort fouvent jufqu'à fon entier épuifement.

Le tact nous fait connaître la différence qui fe rencontre entre les objets extérieurs qui nous entourent, ou qui nous touchent immédiatement, il a fon fiège principal dans toute l'étendue de la main ; il règne, à proprement parler, fur toute l'habitude du corps, l'on fçait que chaque point de la peau recèle des glandes fort menues qui humectent les nerfs, s'incorporent dans les chairs, donnent à l'un & à l'autre ce degré d'élafticité & de jeu que nous leur connaiffons. Qui doutera, d'après les obfervations que les Phyfiologiftes les plus exacts ont faites, que l'exiftence des glandes & des fonctions dont elles s'acquittent, relativement à l'exercice des fens, ne foient abfolument néceffaires au jeu des organes dans lefquels ils exercent leur empire ?

Nous dirons la même chofe d'un cinquième fens qui, dans les deux fexes du genre animal, fert à la propagation de l'efpèce ; il a même ce privilège d'avoir

deux fources où il puife cet élexir propre à faire développer les germes de reproduction, le cerveau &
les parties de la génération; ils fourniffent pendant
le cours de la plus grande partie de la vie la matiere
néceffaire & à la fubftance de l'individu qui doit
paraître fur la terre, à la confervation & l'embonpoint de l'homme; or, ces deux réfervoirs font un
amas de glandes qui verfent continuellement un fuc
vivifiant & confervateur; nous pourrions leur affocier
les corps mammaires, fi, comme je le penfe, ils font
partie de ce fens, le plus intéreffant dans l'ordre
focial.

Ce que je viens de dire des cinq fens doit fe préfumer d'un fixième que l'on a mis au rang des cinq
premiers & principaux, mais dont nous nous fommes
réfervé de parler, parce que la lecture que nous avons
faite des Auteurs de Phyfique, de Phyfiologie, d'Anatomie ne nous a pas permis d'obferver qu'on y ait
jufqu'à préfent reconnu de glandes deftinées à fe-
conder l'exercice de fa fonction; je veux parler de
l'ouie.

Cet organe, très-important pour le commerce
établi entre les hommes, fous quelque rapport qu'on
le confidère, eft renfermé dans une prifon fort étroite;
on peut même affurer qu'il eft entièrement logé dans
l'intérieur de deux os de la tête, à qui les Anatomiftes ont donné le nom de *temporaux*; ces piéces
offeufes, ont la dureté du caillou, ne peuvent s'ou-

vrir que par une fente étroite , auſſi reſſerrée que celle des deux écailles d'huître ; on y diſtingue ſeulement deux paſſages par leſquels les ſons peuvent pénétrer , l'un à l'extérieur & l'autre à l'intérieur ; vous les prendriez pour des entonnoirs diſpoſés de façon que l'air extérieur chargé de la parole peut ſe faire jour au dehors par l'oreille , & au dedans par l'ouverture de la bouche ; on connaît des ſujets qui ne peuvent entendre les ſons que par ce dernier moyen , tandis qu'on en voit d'autres qui les reçoivent à l'aide d'un inſtrument de fer-blanc , fabriqué en forme de corne ; il paraît que l'intention de l'Auteur de la nature , en rendant les paſſages des ſons ſi étroits , & le ſiège de l'ouïe muni de ſi fortes barrières , a été d'empêcher , par les moyens les plus efficaces , que des corps étrangers n'interrompent le cours des opérations de ce ſens fort délicat , d'y faire cependant parvenir les ſons le plus promptement poſſible ; la conſtruction de l'oreille en voûte ſillonnée , ſe terminant en cône renverſé , la direction du trou auditif externe , ſon peu de diamètre , l'endroit où ſont placés le marteau , l'étrier & l'enclume , la tapiſſerie tant intérieure qu'extérieure formé par la peau & le périoſte , la ſituation du trou auditif interne , enfin la ſolidité & dureté de l'os pierreux , font aſſez connaître que l'organe de l'ouïe n'eſt preſque ſujet à aucun inconvénient étranger à ceux qui réſultent des dérangements communs à toutes les

parties du corps, c'eſt-à-dire, au défaut d'équilibre;
réſultant ou d'un trop grand relâchement dans les
muſcles & glandes de l'oreille, ou d'une trop grande
tenſion dans ces parties, ou bien encore d'un épai-
ſiſſement, d'une acrimonie, d'une abondance exceſ-
ſive des humeurs deſtinées à les abreuver avec modération; or, les corps glanduleux de l'oreille, ſelon
le prince des Anatomiſtes, le celèbre Winſlow, ne
ſont juſqu'à préſent que ceux renfermés dans le tiſſu
de la peau.

On n'en a pas reconnu d'autres, quoiqu'on fût
aſſuré que ſes collègues en euſſent de particuliers,
diſtincts de ceux que fournit l'enveloppe commune,
& ſans leſquels le but du Créateur aurait été manqué; il ſerait bien ſurprenant qu'il y eût en une exception pour l'exercice des fonctions de l'ouïe; mais
un examen exact nous a convaincu que l'oreille interne en contient une aſſez groſſe, puiſqu'elle égale
en groſſeur un grain de bled froment; elle eſt placée
à la partie interne de la caiſſe, à une ligne ou environ de diſtance du limaçon, entte celui-ci & le
cercle oſſeux, & fortement attachée à la portion inférieure de l'apophiſe dans laquelle eſt renfermé le
limaçon, immédiatement après la ſciſſure qui règne
le long de cette apophiſe; comme elle paraît couchée
ſur cette éminence oſſeuſe, on ne peut en conſidérer
que la face antérieure; mais on la verra ſous toutes
faces, en rongeant avec la lime, & atténuant avec

ménagement le logis du limaçon ; ce corps glanduleux eft fi voifin d'un des offelets de l'ouïe, qu'on
ne peut le retirer avec la pointe d'une lancette, qu'on
ne l'approche & qu'on ne lui faffe toucher la tête du
marteau & le corps de l'enclume ; fi l'on veut la
détacher pour s'affurer de fa conftruction, on voit
qu'elle forme un corps charnu, entouré d'une membrane déliée, très-fine, réfiftant à l'épingle dont on
fe fert pour la féparer, ou au fcalpel. Eft-elle con-
globée ou conglomerée ? C'eft ce dont je ne me fuis
pas affuré, mais elle a fon vaiffeau fecrétoire & ex-
crétoire, dont l'un s'étend vers le marteau, & ne fait
qu'un avec la capfule qui enveloppe fa tête.

Je penfe donc, vu le volume de la glande, fa fituation au bas d'une apophife fort élevée, fon voifinage & fa correfpondance avec les offelets de l'oreille,
fa couleur, fa confiftance, fes vaiffeaux, qu'elle eft
deftinée à verfer une liqueur féreufe, propre à abreuver, entretenir & conferver les organes de l'ouïe ;
tels font les offelets réunis à qui l'on a donné, par
rapport à leur figure, les noms de marteau, d'étrier
& d'enclume ; telle eft cette membrane fine, diaphane,
tendue, qu'on obferve vers la fin du canal auditif externe, & qu'on appelle membrane du timpan.

D'après cette nouvelle notion, l'on conçoit que,
fi cette glande doit conferver dans l'état naturel l'organe de l'ouïe, permettre aux fons de fe refléchir fans
confufion, de s'étendre dans toutes les retraites de

l'os pierreux, & avertir par ce moyen, l'âme de ce qui peut lui profiter, ou lui être préjudiciable; elle est en même temps sujette à des dégradations & à des affections dont l'ouïe se ressent, quelques bien disposés que soient les instruments qui concourent à la perfection de son être; or, ces affections sont le plus souvent occasionées par le défaut du suc que la glande devait verser dans la caisse intérieure, ou par son épaississement trop grand, ou bien encore par sa trop grande abondance qui relâche à l'excès les muscles & la membrane du tambour, ce qui peut former une hydropisie locale, en se répandant dans tous les canaux demi-circulaires.

COROLLAIRE GÉNÉRAL.

DE cette exposition j'en conclurai que la présence de cette glande est trop importante pour qu'elle ne fixe pas l'attention des Physiologistes & des Médecins, qu'il peut être facile de traiter les maladies de l'oreille qui se rapportent à une cause externe, ou à quelques vices dans les glandes de la peau, mais que celles qui reconnaissent pour unique cause le mauvais état de la glande dont nous venons de donner une courte description, doivent être mises au nombre des incurables, à moins que le vice de la glande, ne dépende de la constitution du sang, qui peut être changée

par des remedes adminiftrés avec beaucoup d'art &
la plus longue perfévérance.

J'ai fait cette découverte en 1755, fous les yeux
de M. Davifard. Cet excellent Anatomifte crut au
premier inftant que c'était le détachement d'une des
extrémités d'un mufcle qui avait fes attaches à l'apophife mentionnée & à l'enveloppe du marteau; mais
une obfervation conftante m'a confirmé depuis que
c'était une glande (1). Je ne crois pas devoir refter
plus long-tems fans la publier fous les aufpices de
la célèbre Académie à qui j'ai l'honneur d'adreffer
ce Mémoire.

---

(1) M. Henri, Chirurgien d'Auxerre, à qui j'en ai parlé,
m'a dit l'avoir remarquée; pour m'en affurer, il me remit
un jour quelques os temporaux, dont il avait ouvert le
rocher, la glande était fi vifible, qu'on ne pouvait douter
de fa préfence. Cet Arrifte induftrieux, décédé en Novembre 1781, eft l'inventeur d'une machine à reffort contre
les fractures des extrêmités, dont on fe fert dans notre
Hôtel-Dieu avec le plus grand avantage.

À Auxerre, le 9 Août 1786.

Fin du Tome Second.

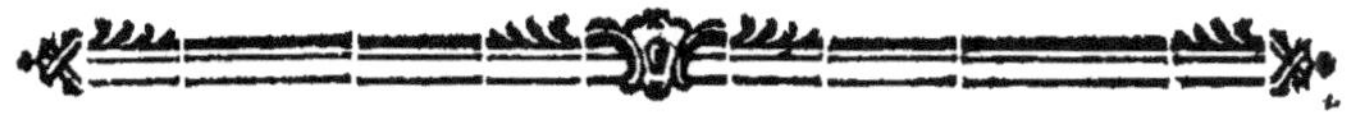

TABLE
DES MATIÈRES
CONTENUES DANS CE II VOLUME.

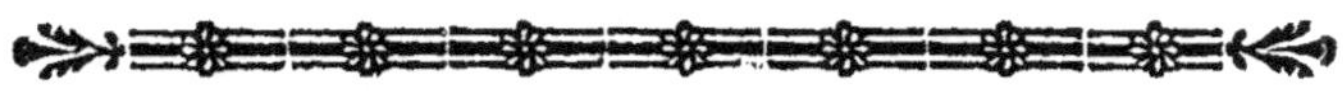

A.

B.

C.

y eſt vaiſſeau ; preuves qui le démontrent, 108. Les cheveux, la barbe, les cornés, & autres appendices du corps humain, doivent leur naiſſance à l'irritabilité & à l'attraction magnétique; propoſitions qui le prouvent, 211 & ſuiv.   Méchaniſme de la formation de ces parties, 218 & ſuiv.

Crapaud trouvé dans le tronc d'un vieux chéne, 261.

D.

Dannemarck (le Roi de); on conſerve dans ſon cabinet un œuf renfermé dans un autre œuf, 291.

Digestion, ſa théorie, 112 & ſuiv.

Diploé, ſa ſenſibilité, 33.

Drelincourt, 296.

Dure - Mère, fortement attachée au crâne dans l'adulte, 32.   Son inſenſibilité dans les opérations du trépan, 77.

E.

Enfans, prévoyance de la nature pour la conſervation de celui de Marie de Breſſe, 271.   Pendant trente ans & plus, 278.   Qu'il a vécu dans la trompe droite de fallope, 281.   Ne pouvait ſubſiſter ſain & entier dans un état de mort, *ibid.*

Enfans monſtreux, 292 & ſuiv.

Épilepsie,

F.

I.

L.

M.

N.

Œ.

P.

R.

S.

Fin de la Table du Tome second.

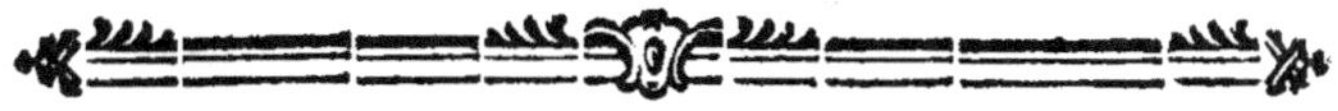

TABLE
GÉNERALE
DES MÉMOIRES.

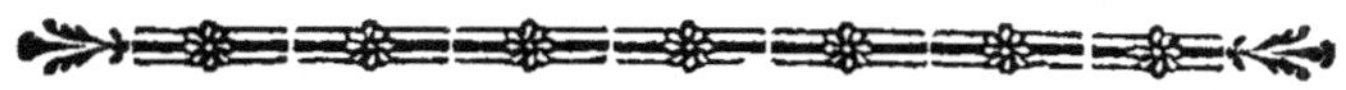

TOME PREMIER.

MÉMOIRE TROISIÈME.

MÉMOIRE QUATRIÈME.

MÉMOIRE CINQUIÈME.

TOME SECOND.

MÉMOIRE SIXIÈME.

FIN DU TOME SECOND.

ERRATA:

ERRATA.

TOME PREMIER.

Pages. Lignes.

18   19   Harvéé, *lisez* Harvey.

32   11   ce qu'opère le nerf, *lisez* ce que le nerf opère.

54   17   *lisez* que les poisons pour les hommes deviennent alimens pour les animaux.

64   10   *lisez* de structure nervale.

87   1   *lisez* exceptées dans quelques parties.

101   20   routes médullaires, *lisez* voûtes médullaires.

TOME SECOND.

Pages. Lignes.

36   20   *lisez* le premier de ces états.

41   5   corps étrangers, *lisez* corps cannelés.

108   9   *lisez* excrémenticielles.

117   16   *lisez* pancréas.

153   14   *lisez* cette assertion acquiert.

166   22   *lisez* souvent très-difficiles à guérir.

174   28   *lisez* & peu dans le choix des moyens.

187   13   *supprimez* prochaine

230   14   *lisez* vient par malheur à diminuer.

232   8   des poëles ; celle que, *lisez* des poëles, celle que, &c.

Idem.   9   d'eau tiède ; & le, *lisez* d'eau tiède, & le, &c.

268   1   *lisez* les œufs de la canne sont couverts par une mère-poule : les petits canards, &c.

327   17   *lisez* artiste.

Tom. II.   Z

REMARQUE *pour la page* 210.

La formation des crustacées se fait d'abord par *intussuscep-*
tion, & son accroissement par *juxtaposition*; je veux dire,
qu'elle commence par une membrane fabriquée aux dépens du
corps, par le prolongement de vaisseaux lymphatiques; le
reste est le résultat de la transpiration, des sueurs, des dé-
charges d'une lymphe glutineuse que l'animal applique journellement dans le pourtour de son appartement, soit par un
mouvement naturel, soit par la bouche : c'est ainsi qu'on
voit l'escargot construire sa maison par le moyen du limon
qui sort de tous les pores de sa peau & de sa bouche, gluten
dont il se sert utilement aux approches de l'hiver, pour
fermer son habitation, se mettre à l'abri de toute insulte ;
se contentant, pour toute nourriture, de la petite provision
que la nature lui a fournie, suffisante dans son état d'inertie
& de sommeil, dans lequel il paraît plongé jusqu'au printems.

EXTRAIT DES REGISTRES

DE LA SOCIÉTÉ ROYALE DE MÉDECINE.

LA Société Royale de Médecine a entendu dans fa Séance, tenue au Louvre le 8 Janvier préfent mois, la lecture du Rapport qui lui a été fait par MM. de Juffieu & Coquereau, fur un Ouvrage en 2 vol, dont M. Houffet, Médecin à Auxerre, eft Auteur & qui a pour titre, *Mémoires Phyfiologiques & d'Hiftoire Naturelle.* Les Commiffaires fe font expliqués dans leurs Conclufions, ainfi qu'il fuit :

Comme ces Mémoires, dont nous venons de préfenter l'analyfe à la Compagnie, ont eu dans le tems des deftinations particulières, il n'eft pas étonnant de trouver les mêmes idées répétées dans plufieurs. On ne doit pas non plus être furpris que quelques opinions avancées dans ces Mémoires, compofés il y a déjà nombre d'années, ne foient pas toujours conformes aux théories introduites de nos jours dans les Sciences. L'hiftoire des gaz, les différentes expériences eudiométriques ont répandu de nouvelles lumières fur beaucoup de points de Phyfiologie & de

Z 2

352

Pathologie; mais ces fautes tiennent au temps où ces
ouvrages ont été faits & ne diminuent en rien le mérite de M. Houffet qui, par ses lumières, ses travaux & son zèle, a mérité d'être pendant vingt-quatre
ans le correspondant & l'ami du célèbre Haller. Nous
pensons donc que la Compagnie peut permettre que
ce Recueil paraisse sous son approbation, à raison de
faits curieux & de quelques observations précieuses
qu'il renferme; mais en observant que la Société
n'entend pas adopter les opinions de l'Auteur, principalement celles sur la cause du mouvement alternatif, particulier au cerveau & à la dure-mère, & sur
l'analogie qu'il veut établir entre la nutrition des
poils, des ongles, de l'épiderme & la génération de
différentes parties des crustacées, &c.

La Société Royale de Médecine, en adoptant ces
Conclusions, a pensé que cet Ouvrage pouvait paraître
avec son Approbation & sous son Privilége.

Ce que je certifie véritable. A Paris, ce 17
Janvier 1788, VICQ-D'AZYR, Secrétaire
perpétuel.

mément aux articles IV & V de l'Arrêt du Conseil du 30 Août 1777, portant Réglement sur la durée des Priviléges en Librairie. FAISONS défenses à tous Imprimeurs, Libraires & autres personnes de quelque qualité & condition qu'elles soient, d'en introduire d'impression étrangere dans aucun lieu de notre obéissance ; comme aussi d'imprimer ou faire imprimer, vendre, faire vendre, débiter ni contrefaire ledit Ouvrage, sous quelque prétexte que ce puisse être, sans la permission expresse & par écrit dudit Exposant, ou de celui qui le représentera, à peine de saisie & de confiscation des exemplaires contrefaits, de six mille livres d'amende, qui ne pourra être modérée pour la premiere fois, de pareille amende & de déchéance d'état en cas de récidive, & de tous dépens, dommages & intérêts, conformément à l'Arrêt du Conseil du 30 Août 1777, concernant les contrefaçons : A LA CHARGE que ces Présentes seront enregistrées tout au long sur le Registre de la Commuuauté des Imprimeurs & Libraires de Paris, dans trois mois de la date d'icelle ; que l'impression dudit Ouvrage sera faite dans notre Royaume & non ailleurs, en beau papier & beaux caractères, conformément aux Réglemens de la Librairie ; à peine de déchéance du présent Privilége ; qu'avant de l'exposer en vente, le manuscrit qui aura servi de copie à l'impression dudit Ouvrage sera remis dans le même état où l'approbation y aura été donnée ès mains de notre très-cher & féal Chevalier, Garde des Sceaux de France, le sieur DE LAMOIGNON ; qu'il en sera ensuite remis deux Exemplaires dans notre Bibliothéque publique, un dans celle de notre Château du Louvre, un dans celle de notre très-cher & féal Chevalier, Chancelier de France, le sieur DE MAUPEOU, & un dans celle dudit sieur DE LAMOIGNON : le tout à peine de nullité des Présentes ; DU CONTENU desquelles vous MANDONS & enjoignons de faire jouir ledit Exposant & ses hoirs, pleinement & paisiblement, sans souffrir qu'il leur soit fait aucun trouble ou empêchement. VOULONS que la copie des Présentes, qui sera imprimée tout au long au commencement ou à la fin dudit Ouvrage, soit tenue pour dûment signifiée, & qu'aux copies collationnées par l'un de nos amés & féaux Conseillers - Secrétaires foi soit ajoutée comme à l'original. COMMANDONS au premier notre Huissier ou Sergent sur ce requis, de faire, pour l'exécution d'icelles, tous Actes requis & nécessaires, sans

demander autre permiſſion, & nonobſtant clameur de Haro,
Charte Normande, & Lettres à ce contraires. Car tel eſt
notre bon plaiſir. Donné à Verſailles le huitieme jour du
mois d'Août, l'an de grace mil ſept cent quatre-vingt-ſept,
& de notre Regne le quatorzieme. Par le Roi, en ſon
Conſeil.

LE BEGUE.

Regiſtré ſur le Regiſtre XXIII de la Chambre Royale &
Syndicale des Libraires & Imprimeurs de Paris, n. 996, fol.
308 ; conformément aux diſpoſitions énoncées dans le préſent
Privilége ; & à la charge de remettre à ladite Chambre les neuf
Exemplaires preſcrits par l'Arrêt du Conſeil du 16 Avril 1785.
A Paris, ce 8 Août 1787.

KNAPEN, Syndic.